新しい 小児外来疾患の みかた，考えかた

にしむら小児科 **西村龍夫** 著

中外医学社

はじめに

　プライマリ・ケアの小児医療を担っているのは，主に中小市民病院の小児科や開業医である．毎日多くの小児患者が受診し，さまざまな医療行為を受けている．しかし，それは子ども達の成長・発達を支え，家族の生活の質を向上させることに結びついているのだろうか？

　筆者が病院を退職し，現在のクリニックでプライマリ・ケアの診療を始めたのは1998年であるが，当時は発熱の子が来院すれば抗菌薬を処方し，咳には咳止め，鼻が出れば抗ヒスタミン薬，少しでも喘鳴（ぜいぜい）があれば気管支拡張薬を処方するのが当然の治療であった．できるだけ多くの病気を発見すること，軽い風邪でも悪化を防ぐために"治療"してあげることこそ，プライマリ・ケアの小児科医の使命だと考えられていたのである．

　その後プライマリ・ケアの医療は劇的に進化することになった．数分で血液データが出せるようになり，各種の迅速検査でウイルスや溶連菌など感染症の原因も分かる．より正確な診断や判断によるリスク管理が可能となっていった．これまで手探りで行っていたさまざまな治療はあまりにも過剰で，メリットがないばかりか，子ども達の成長・発達の妨げになったり，保護者に「治療しなければならない」と思わせることで，家族の負担を増していたのである．さらに，感染症，アレルギーに関するさまざまな新しい知見は従来の診療スタイルに見直しを迫っている．

　しかし，医師の裁量権は大きく，プライマリ・ケアの教育システムもきわめて乏しい．"従来の医療"を続けていても，保護者にはデメリットはみえにくく，逆に心理的エラーから，治療に依存することになってしまう．不安な保護者はさまざまな薬を求めて，医療機関を繰り返し受診することになり，医師も経済合理性から，どうしても"治療"を優先するスタイルになりがちである．プライマリ・ケアに従事する医師こそ，時代の流れに沿って，診療スタイルを変えて行かなくてはいけない

のだ．

　小児外来疾患は"風邪を診れば良い"という簡単なものではない．次世代を担う子ども達の成長と発達を支えるという，あまりにも重大な使命を帯びている．従来の治療優先の考えを捨て，新しい視点で診療を始めようではないか．この本がそのきっかけになることを願っている．

　2017年2月

にしむら小児科　西村龍夫

もくじ

プロローグ
　　症例●生後10ヵ月　男児　主訴：鼻汁と咳嗽 ………………… 1

1　子どもと家庭　　　　　　　　　　　　　　　　　7

1　子どもだけをみない ……………………………………… 7
　　症例1●生後7ヵ月　男児　主訴：発熱 ……………………… 7
　　症例2●1歳　男児　主訴：鼻汁と咳嗽 ……………………… 9
2　子育て環境の変化 ………………………………………… 11
3　余裕のない母親 …………………………………………… 19
　　症例3●1歳　男児　主訴：発熱 ……………………………… 19
4　価値観の押し付けはやめよう …………………………… 23
　　症例4●4歳　男児　主訴：発熱 ……………………………… 23
　　症例5●2歳3ヵ月　女児　主訴：こだわりの強さ ………… 26

2　現代の子どもの病気　　　　　　　　　　　　　　29

1　生物進化と子ども ………………………………………… 29
　　症例6●2歳　男児　主訴：発熱 ……………………………… 34
2　ミスマッチ病 ……………………………………………… 35
　　症例7●生後1ヵ月　男児　主訴：発熱，鼻汁，咳嗽 …… 39
　　Column 1　ワクチンは不自然？ ………………………… 40
3　咳をする子どもたち ……………………………………… 41
　　A．生物進化と上気道の構造 ………………………………… 41
　　B．咳反射の起源 ……………………………………………… 46
　　C．集団生活が作る咳感染症 ………………………………… 50
　　D．鼻副鼻腔炎 ………………………………………………… 52
　　E．咳の鑑別 …………………………………………………… 55
　　F．喘鳴の考え方 ……………………………………………… 59

i

症例 8 ● 1 歳 2 ヵ月　女児　主訴：鼻汁，咳嗽，喘鳴 …… 61

■ **4　なぜアレルギーが増えた？** ………………………………… 63
　　A．食物アレルギーと認知エラー ……………………… 63
　　B．RAST 検査の功罪 ……………………………………… 67
　　C．IgE の起源 ……………………………………………… 69
　　D．皮膚とアレルギー ……………………………………… 73
　　E．医原病としての食物アレルギー ……………………… 75
　　Column 2　カルト化を防ごう ……………………………… 77
　　F．アレルギーを防ぐ ……………………………………… 79
　　G．食物アレルギーの危険性 ……………………………… 81
　　H．アレルギーは治療よりも予防 ………………………… 83
　　症例 9 ● 生後 7 ヵ月　男児　主訴：口周囲の発赤 ………… 83
　　症例 10 ● 生後 9 ヵ月　女児　主訴：全身じんましん …… 86
　　Column 3　ゼロリスクの罠 ………………………………… 87

3　小児科外来に必要な知識と設備　95

■ **1　専門医から総合医へ** ……………………………………… 95
■ **2　小児科医のアイデンティティ** …………………………… 98
　　症例 11 ● 生後 9 ヵ月　男児　主訴：微熱，鼻汁，咳嗽 ‥ 101
　　症例 12 ● 2 歳　男児　主訴：耳痛 ………………………… 102
■ **3　全身状態の把握** …………………………………………… 103
　　症例 13 ● 生後 7 ヵ月　男児　主訴：発熱 ………………… 105
■ **4　診療に必要な設備** ………………………………………… 107
■ **5　習得すべきテクニック** …………………………………… 113
　　A．診察の手順 ……………………………………………… 113
　　B．血液検査 ………………………………………………… 114
　　C．耳垢の取りかた ………………………………………… 115

4 子どもの病気にどう対処するか　117

1 まずはワクチンを ………………………………………… 117
2 医療的介入は最小限度に ………………………………… 120
3 子どもの風邪 ……………………………………………… 124
　　A．発熱を主症状とする子ども ………………………… 125
　　症例 14 ● 生後 5 ヵ月　男児　基礎疾患なし ………… 125
　　B．咳を主症状とする子ども …………………………… 129
　　症例 15 ● 1 歳 7 ヵ月　女児　基礎疾患なし ………… 129
　　Column 4　肺炎じゃないでしょうか？ ……………… 132
　　C．喘鳴を主症状とする子ども ………………………… 133
　　症例 16 ● 1 歳 3 ヵ月　男児　基礎疾患なし ………… 133
　　D．気管支喘息診断の問題点 …………………………… 135
　　Column 5　微量採血でアレルギーを調べてみよう …… 137
　　Column 6　開業小児科医の内情公開 ………………… 138
4 アレルギーは予防できるか？ …………………………… 140
　　A．アトピー性皮膚炎とは何か ………………………… 140
　　Column 7　生物の領域 ………………………………… 151
　　B．食物アレルギー予防プログラム …………………… 152
　　Column 8　食物少量投与の効果 ……………………… 157
　　Column 9　慎重さが作るアレルギー ………………… 158
　　Column 10　公衆衛生の発達と細菌 …………………… 160

索引 ………………………………………………………………… 165

プロローグ

最初に自分の失敗談を書きます．同じような経験をした小児科医は多いのではないでしょうか．

> **症例** **生後10ヵ月　男児　主訴：鼻汁と咳嗽**
> ・基礎疾患なし　兄弟なし　未就園児
> ・現病歴：生後3〜4ヵ月頃から，鼻汁や咳嗽の症状が続き近医に通院していた．何度も症状を繰り返し，5日前にも受診し，投薬を受けたが症状の改善がないために，当院を受診した．
> ・現症：全身状態は問題なし．咽頭所見は正常．鼻腔に膿性鼻汁有り．胸部聴診では粗い水泡音を聴取するが呼吸困難は認めない．食欲もあり，夜間睡眠もとれている．

診察後，現在どのような治療を受けているのかを聞くと，お薬手帳を提示されました．処方されていたのは抗菌薬（フロモックス®）と気管支拡張薬の内服（メプチン®）と貼付薬（ホクナリンテープ®），去痰薬（ムコダイン®），鎮咳薬（アスベリン®），抗ヒスタミン薬（アリメジン®）などです．さらに，これまでの処方歴を見ると，月に2〜3回は定期的に医療機関を受診され，受診ごとに同様の投薬を受けていたようです．合算すると，産まれてから10ヵ月の間に，1ヵ月近くも広域抗菌薬や気管支拡張薬の投与が続けられていたことになります．

乳児期は免疫的に非常に活発な時期です．多くの抗体は腸内細菌の持つ抗原を利用して作られるのですが，抗菌薬の投与は，大切な細菌を減らしてしまうことになります．そのために，乳児期の抗菌薬の投与は免疫の発達に大きく影響します．実際に，乳児期の抗菌薬の投与は将来にアレルギー疾患や炎症性腸疾患のリスクを増やしてしまうことが明らかになっています[1〜3]．

さらに，近年は乳児期の抗菌薬が腸内細菌叢を変化させ，その後の肥

満の原因になることも指摘されつつあります[4, 5].これは一過性のものではなく,脂肪細胞が増えることによるので,影響は生涯に亘り続きます.乳児期の抗菌薬の投与が,将来の糖尿病や成人病のリスクを上げることになってしまうのです.

こういったデータは海外からのものですが,通常使われている抗菌薬はペニシリン系の薬が大部分です.日本で使用されているフロモックス®やメイアクト®といった抗菌薬は,ペニシリンよりもはるかに広域に作用するために,腸内細菌への影響もより大きいのです.しかも,日本は医療機関への受診が容易ですから,どうしても投与回数が頻繁になってしまいます.抗菌薬の投与をくり返すことは,子どもの発達に大きく影響してしまうでしょう.母親から話を聞くと,単なる風邪症状で何度も投薬を受けていたようです.この母親は抗菌薬を"風邪薬"と呼んでいました.

また,長期間メプチンやホクナリンテープといった気管支拡張薬の投与も受けていたようです.気管支には副交感神経のαレセプターと交感神経のβレセプターがありますが,αレセプターは気管支を収縮させるのに対し,βレセプターは気管支を広げる役割があります.この2つのレセプターの作用によって気管支の内腔面積を変えることにより,気道抵抗が調整されているのです.気管支拡張薬はβレセプターを特異的に刺激するものです.

実は,気管支喘息の子どもに気管支拡張薬を長期間投与すると,喘息の悪化につながることが知られています[6].体にある多くのレセプターは,過剰な刺激によってその数を減らすのですが,これをダウンレギュレーションと呼びます.気管支拡張薬の投与により,恒常的にβレセプターが刺激されていると,ダウンレギュレーションによりβレセプターが減少するのです.その結果,αレセプターとβレセプターのバランスが崩れ,喘息がひどくなってしまうと考えられています.現在日本で使われている小児気管支喘息治療・管理ガイドラインにも,ホクナリンテープのような持続性の気管支拡張薬は重症喘息に限って投与すること

になっており，軽症では推奨されていません[7]．

　しかも，受診したお子さんは，2種類もの気管支拡張薬を同時に投与されていたことになります．乳児期は一生の間でもっとも激しく体を作り上げていく時期です．長期間レセプターの刺激を受けた場合，その後のレセプターの発達に影響する可能性は十分にあるでしょう．母親は気管支拡張薬を"咳止め"と理解していました．

　その他の投薬も，抗ヒスタミン薬は分泌物を粘稠にし治癒を遅らせることや，けいれん閾値を下げることから使用は控えるべきですし，鎮咳薬は子どもへの効果はなく，特に2歳未満は副作用のために投与してはならないとなっています．

　症例の子どもは風邪から鼻副鼻腔炎を起こした典型的な例です．鼻副鼻腔炎は長く症状が続きますが，細菌性の炎症はまれで，積極的な治療は不要です．にも関わらず，上に示したような投薬が繰り返し行われていました．前医は，小児医療に詳しくない医師で，治療を求めて来院される母親の希望に何とか応えようとしたのかもしれません．

　この子が受診したとき，わたしは小児科医の使命感から，少し時間を取って子どものために説明しようと思いました．

　（一通り診察した後，鼻の絵を見せながら）「ウイルス感染症によって，鼻に膿が溜まっています．だから鼻や咳が出るのです．これまであちこち受診されて，たくさん薬を処方されていますね．しかし，あまり効果がないようなら薬は止めておきましょう」

　母親は少し怪訝そうな顔をしだしました．

　「子どもの風邪は風邪薬で治すものではないのです．ほとんどの薬は不要ですし，薬はできるだけ飲ませない方が良いと思います」

　ここまで話をしたのですが，母親は最後まで話を聞かず，突然，「もう結構です！」と，怒って席を立って帰ってしまいました．これには，わたしもスタッフも驚きました．

　この1件には大きく反省させられました．母親が受診した目的は，明らかに"子どもの風邪を薬で治すため"でした．そのために，生後

3ヵ月からこれまで，あちこちの病院を受診して，投薬を受け，赤ちゃんに薬を飲ませていたわけです．母親は何度も"風邪を薬で治してきた"経験から，それが正しいことであると強く思い込んでいたようです．薬を飲ませるのも一苦労ですし，乳児医療があるとはいえ，一定の医療費はかかったでしょう．「薬は要りません」という言葉に強く反応したのは，子どもの健康のために一生懸命頑張っている，と考えていたのに，その気持ちを踏みにじられたと感じたのかもしれません．十分なコミュニケーションが取れず，わが子のために頑張っている母親を不快にしてしまったようです．

　しかし，それまで赤ちゃんが受けていた医療は，赤ちゃん自身のためにはならないことは明白です．子どもには未来があります．投薬によって将来のさまざまなリスクを上げてしまうことは避けなければいけません．さらに，母親はこれからもずっと"風邪を治す薬"を求めて，医療機関を受診されるでしょう．子どもだけでなく，母親自身の負担も大きいと思われます．

　こういったトラブルは，母親の責任ではなく，もともと過剰な治療を受けていたことが原因です．小児科の外来ではどうしても"治療すること"へ強いインセンティブが働きます．そこで起こってくる過剰診療が母親の間違った意識を作り，子どもの健康被害を起こしてしまうのです．医療の基本はDo no harmであり，患者に不利益なことは避けなければいけません．子ども達のため，母親やその他の保護者のため，どういった医療をすれば良いのでしょうか？　この本では，それを考えていきたいと思います．

文献

1) Johnson CC, Ownby DR, Alford SH, et al. Antibiotic exposure in early infancy and risk for childhood atopy. J Allergy Clin Immunol. 2005; 115: 1218-24.
2) Metsälä J, Lundqvist A, Virta LJ, et al. Prenatal and post-natal exposure to antibiotics and risk of asthma in childhood. Clin Exp Allergy. 2015;

45: 137-45.
3) Ungaro R, Bernstein CN, Gearry R, et al. Antibiotics associated with increased risk of new-onset Crohn's disease but not ulcerative colitis: a meta-analysis. Am J Gastroenterol. 2014; 109: 1728-38.
4) Trasande L, Blustein J, Liu M, et al. Infant antibiotic exposures and early-life body mass. Int J Obes(Lond). 2013; 37: 16-23.
5) Scott FI, Horton DB, Mamtani R, et al. Administration of antibiotics to children before age 2 years increases risk for childhood obesity. Gastro-enterolog. 2016; 151: 120-9.
6) Salpeter SR, Buckley NS Ormiston TM, et al. Meta-analysis: effect of long-acting beta-agonists on severe asthma exacerbations and asthma-related deaths. Ann Intern Med. 2006; 144: 904-12.
7) 日本小児アレルギー学会．小児気管支喘息治療・管理ガイドライン2012．東京：協和企画；2011．

1 子どもと家庭

1. 子どもだけをみない

　小児医療を特別なものとしているのは，医療の対象が子どもであるということです．子どもの国際的な定義は「18歳未満のすべての者」ですが，原則として養育者によって保護を受ける対象です．

　養育は通常，家庭で行われます．子どもにもっとも接しているのは保護者であり，それも母親のことが多いでしょう．以後，母親が保護者であるとして話を進めます．

　子どものトラブルに日常的に向き合うのは医師でなく母親です．小児医療には，"子どもを治す"という視点だけでなく，家庭の中での子どもの生育環境を常に意識しておく必要があります．さまざまな医療行為を受けることは，母親の養育態度にも影響します．

> **症例1**　**生後7ヵ月　男児　主訴：発熱**
> ・母親が連れて来院．第1子．基礎疾患なし．未就園児．
> ・現病歴：朝から体が熱いことに気が付いた．体温を測ると39.0℃あったために，驚いて医療機関を受診した．これまで発熱のエピソードはない．発熱に気付かれてから受診までは約2時間であった．
> ・現症：栄養状態に問題なく，やや大人しいが，表情はあり，周囲への関心を示す．全身状態は重篤ではない．聴診，咽頭，鼻腔，鼓膜所見は異常なし．腹部も正常で，脱水所見も認めない．

このお子さんに医師はどのように対応すべきでしょうか？

　母親は1人目の子どもで，子育ては初めてです．突然の発熱で不安になるのは当然です．そのために慌てて医療機関を受診したのでしょう．

　発熱のほとんどは風邪や突発性発疹症などのウイルス感染症ですが，まず行うことは，全身状態が重篤でないかを判断することです．慣れた小児科医ならひと目でわかるかもしれませんが，経験の少ない医師なら呼吸数や脈拍，SpO_2など客観的な指標もチェックしておくべきでしょう．（全身状態の把握の仕方は，他の章で解説します．）

　従来は，発熱の子どもが来院すると全例に抗菌薬を処方するという医療行為が当たり前でした．「念のため，抗菌薬を処方しましょう」という言葉を聞かれた方も多いでしょう．医師も何となく気持ちが悪い．見逃しがないか，心配なのです．少しでも効果がある可能性があるのなら，という思いもありますし，母親にも「親切な先生だ！」と思われたいのです．

　乳児は簡単に薬を飲んでくれません．しかし，母親はせっかく処方を受けたのだからと，抗菌薬を苦労して飲ませることでしょう．単純なウイルス感染症であれば，ほとんどは3日以内に解熱します．抗菌薬が発熱の経過に影響することはありませんが，結果として母親は薬を飲ませたおかげで解熱したと考えるでしょう．

　母親が受診した最大の理由は，"不安感"です．不安感があるときほど暗示にかかりやすいのです．その上，抗菌薬は"悪い細菌を殺す薬"です．こうなると，子どもの発熱は抗菌薬のお陰で下がったという思い込みができてしまいます．

　子どもの風邪は何度も繰り返します．今回のエピソードだけではないのです．次に熱が出たときも母親は，"熱を下げるため"に抗菌薬を求めに医療機関を受診するでしょう．親切心から出た医師の投薬が，その後の子育てにも大きく影響してしまうということです．

✕ やってはならない
念のための，根拠のない抗菌薬投与．

○ 必要な医療
適切なリスクマネジメントと経過観察．

症例2　1歳　男児　主訴: 鼻汁と咳嗽
- 母親が連れて来院．第2子．基礎疾患なし．
- 現病歴: 3歳の兄が1週間前から鼻汁症状あり．3日前より鼻汁が出現，昨晩から咳嗽を伴ってきたため，「風邪をひいた」と考えて来院．食欲はあり，夜間睡眠も取れている．
- 現症: 発熱はなく，全身状態も重篤ではない．聴診，咽頭所見は異常なし．鼻腔粘膜は発赤，分泌物が貯留．鼓膜所見は異常なし．腹部は正常で，脱水所見も認めない．

受診時に母親は"風邪"と話しています．"風邪"という言葉はさまざまな意味で使われますが，原則は重症感のない，ほとんどは自然に治癒すると思われる"疾患群"です．母親も大事であるとは考えていないことがわかります．

このお子さんは兄弟の感染がきっかけになって，気道症状が出現しました．兄弟がいると感染機会が増えることから，これから先も同じような症状が出ることはあるでしょう．

医師はどのように対処すべきでしょうか？　母親は，子どもの咳や鼻を止めて欲しいと思っているかもしれません．咳を止める薬や，鼻を止める薬を処方するのが一般的だと思います．しかし，咳や鼻水を止める薬は処方薬としてはあるものの，その効果はいずれも科学的根拠に乏しく，たとえ処方しても子どもの経過は変わらないでしょう．

また，咳止めや鼻止めを処方された母親は，次も同じ症状が出れば，「咳を止めてもらおう」，「鼻を止めてもらおう」と考えて医療機関を受

診することになります．原則として咳や鼻は体を守るために出ている症状ですが，医師の投薬によって，咳や鼻は止めなくてはいけないものだ，という意識ができてしまいます．その結果，次に同じ症状が出た場合，効果がなくても，同じように薬を求めるでしょう．医師に"風邪を治して欲しい"と考えるようになるかもしれません．風邪のたびに風邪薬を飲ませても，子どもにとってメリットはありません[1]．

　では，このお子さんに必要な医療行為は何でしょうか？　それは，なぜ咳や鼻が出るのかを説明することと，家庭でのケア，悪化したときの対処法を説明することです．原則として風邪に治療は不要ですが，丁寧に説明することによって，母親の理解が深まり，結果として不安感を除去することにもつながります．それはこれからの子育てのクオリティを上げることになるのでしょう．

　単に子どもの症状を見て，それを止めることを考えるべきではありません．母親はこれから先，長くお子さんを育てていくのです．風邪のようなよくあるトラブルには，家庭でどのように対処するのか，という視点が大切です．

✕ やってはならない
子どもの症状だけを見て，咳や鼻を止めるための薬を処方する．

◯ 必要な医療
風邪の原因の理解と対処法の説明．

　風邪に限らず，外来で診る子どもの病気では，多くの場合は医療の主役は母親です．特に不安を抱えた母親は，医療行為にすぐに依存する傾向にあります．医師が信頼されるのは良いことですが，それは薬に対する依存なのかもしれません．病気がCommon diseaseであればあるほど，子どもはそれを繰り返すことになります．次に同じ症状が出たときに，母親がどう思うのか，どういう行動を取って欲しいのか，を常に考

えながら診療して下さい．

2. 子育て環境の変化

　子どもは環境の影響を強く受けます．現在の子どもを取り巻く状況はどうなっているのでしょうか？　いくつかのデータを示しながら考えて行きましょう．

　まず，出生数 図1-1 は戦後の2度のベビーブームを経た後，一貫して下がってきており，合計特殊出生率も近年下げ止まりがあったものの，1.4前後で推移しています[2]．子どもの全体数の減少があり，世帯当たりの子どもの数も大きく減っているのが現状です．

　次に子どもの健康状態はどうでしょうか？　国際的な子どもの健康の指針は乳児死亡率です． 表1-1 にWHOによる乳幼児死亡率の国際比較を示しますが，2013年における日本の乳児死亡率は2.1となっています[3]．これは1,000人当たりの数字ですので，産まれた赤ちゃん1,000人のうち，1歳の誕生日を迎えられる赤ちゃんは998人であると

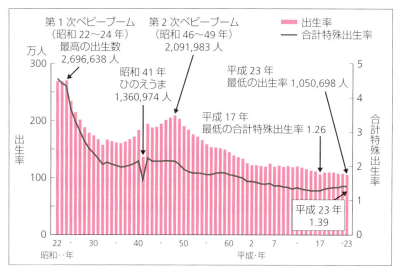

図1-1　日本の出生数

表 1-1　WHO による乳幼児死亡率の国際比較

	乳児死亡率（＜1y）			幼児死亡率（＜5y）		
	1990 年	2000 年	2013 年	1990 年	2000 年	2013 年
アルゼンチン	121.3	94.5	70.2	179.1	135.6	97.3
アンゴラ	133.4	128.3	101.6	225.9	216.7	167.4
オーストラリア	7.6	5.1	3.4	9.2	6.2	4
ブラジル	51.4	28.9	12.3	61.5	32.9	13.7
カナダ	6.8	5.2	4.6	8.3	6.2	5.2
中国	42.2	30.2	10.9	53.9	36.9	12.7
コロンビア	29	21.2	14.5	35.2	25.1	16.9
北朝鮮	33.4	44.5	21.7	43.4	60	27.4
エジプト	62.5	35.9	18.6	85.1	44.8	21.8
フィンランド	5.5	3.5	2.1	6.7	4.3	2.6
フランス	7.4	4.4	3.5	9	5.4	4.2
ドイツ	7	4.4	3.2	8.5	5.4	3.9
ギリシャ	11.3	6.9	3.7	12.5	7.8	4.4
インド	88.4	66.5	41.4	125.9	91.4	52.7
イラク	41.8	35.7	28	53.4	44.6	34
イスラエル	9.7	5.6	3.2	11.6	6.9	4
日本	4.6	3.3	2.1	6.3	4.5	2.9
クウェート	14.4	11	8.1	16.7	12.7	9.5
メキシコ	37	21.6	12.5	46.4	25.6	14.5
オランダ	6.8	5.1	3.3	8.3	6.2	4
ニュージーランド	9.2	6.1	5.2	11.2	7.4	6.3
ナイジェリア	126.3	112.5	74.3	213.2	187.7	117.4
パプアニューギニア	65	58.2	47.3	89.1	78.4	61.4
ペルー	56.5	30.4	12.9	80	39.8	16.7
韓国	6.1	5.2	3.2	7.1	6.1	3.7
ロシア	21.9	19.7	8.6	26	23.2	101
ルワンダ	92.8	108	37.1	151.8	181.9	52
サウジアラビア	35.3	19.3	13.4	44.1	22.8	15.5
シエラレオネ	158.1	141.3	107.2	267.7	231.5	160.6
シンガポール	6.2	3.1	2.2	7.7	4	2.8
南アフリカ	47	51.7	32.8	61	74.3	43.9
スペイン	9.3	5.4	3.6	11	6.5	4.2
スウェーデン	5.8	3.4	2.4	6.9	4.1	3
トルコ	55.7	33.7	16.5	74.4	41.7	19.2
イギリス	7.9	5.6	3.9	9.3	6.6	4.6
アメリカ	9.4	7.1	5.9	11.2	8.4	6.9

いうことです．

　この数値は世界トップレベルであり，日本は世界でも有数の子どもの健康が守られている国であると言えます．アンゴラやシェラレオネなど西アフリカの国では現在でも乳児死亡率が 100 を超えるので，赤ちゃんの 10 人に 1 人は命を落とすわけです．東アジアで比較しても，北朝鮮は日本の 10 倍，中国は 5 倍，韓国は 1.5 倍の死亡率となっています．

　なお，2013 年の日本の幼児死亡率は 2.9 です．日本は乳児死亡率が低い割に幼児死亡率が高く，OECD 加盟国の中で 1〜5 歳までの幼児死亡が多いと言われることがあります．これは事故を減らすことが困難だからです．不慮の事故がこの年齢の死亡原因の大きな割合を占めるのですが，その 60％以上を交通事故と溺死が占めます．日本は交通量が多く，入浴習慣もあるために，諸外国より事故を減らすことが難しいのです[4]．

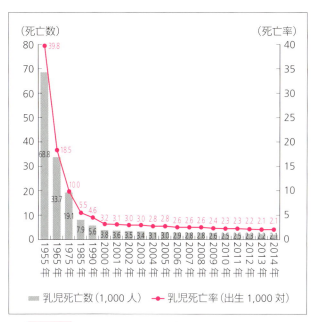

図 1-2　乳児死亡数・死亡率の推移（〜2014 年）

このように，現在の乳児死亡率は非常に低レベルになっているのですが，図1-2 にその推移を示します．日本でもかつては高い死亡率でした．1955年の調査では乳児死亡率は39.8と現在のインドと同じレベルであり，年間68,000人の赤ちゃんが命を落としていました．しかし，その後は一貫して乳児死亡数，死亡率ともに減少を続けており，その傾向は現在も続いています[5]．

　次に乳児の死亡原因を示します 図1-3 ．1960年のデータを見ると，肺炎や腸管の感染症が死亡原因の約35％を占め，17,000人もの乳児が亡くなっていますが，その後急速に減少しています．

　2013年現在の乳幼児の死亡原因は，0〜4歳までが先天奇形や染色体異常など，5〜9歳の死因のトップは不慮の事故になっています 表1-2 ．かつて多数の子どもたちの命を奪った肺炎は，感染症の多い

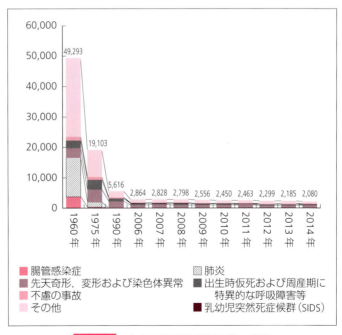

図1-3　主な死因別乳児死亡数の推移

1〜4歳の死因の5位になっていますが，不慮の事故の半分程度です．なお，発展途上国で大きな問題である腸管感染症は死亡原因に入っていません[6]．

これらのデータから言えることは，かつては感染症は乳幼児の命を奪う恐ろしい病気だったのですが，現在の日本ではその死亡リスクはきわめて低くなっているということです．医学的な治療の進歩でもありますが，衛生面や経済面の向上による生活環境の改善が大きいでしょう．特に栄養状態の改善は乳幼児の予備力を増やしたものと思われます．現在では，適切な養育環境の下にさえあれば，基礎疾患のない子どもが感染症で死亡することはほぼなくなってきたと言えます．

もちろん，いくら安全になったとは言え，乳幼児死亡がゼロになることは永遠にありません．残念ながら必ず一定の数のお子さんは命を落とします．近年は日本全国で毎年100万人の赤ちゃんが産まれていますが，2014年の全国の乳児死亡総数は2,080人で，そのうち新生児死亡が952人です．このことも忘れてはならないでしょう．

表1-2　乳幼児の死亡原因　　　　平成25年

年齢	第1位			第2位			第3位		
	死因	死亡数	死亡率	死因	死亡数	死亡率	死因	死亡数	死亡率
0歳[3]	先天奇形等	807	78.4	呼吸障害等	308	29.9	乳幼児突然死症候群	122	11.8
1〜4	先天奇形等	141	3.4	不慮の事故	109	2.6	悪性新生物	83	2.0
5〜9	不慮の事故	106	2.0	悪性新生物	104	2.0	その他の新生物	35	0.7
10〜14	悪性新生物	97	1.7	自殺	91	1.6	不慮の事故	66	1.1
15〜19	自殺	454	7.6	不慮の事故	335	5.6	悪性新生物	149	2.5

年齢	第4位			第5位		
	死因	死亡数	死亡率	死因	死亡数	死亡率
0歳[3]	不慮の事故	89	8.6	出血性障害等	76	7.4
1〜4	心疾患	55	1.3	肺炎	53	1.3
5〜9	心疾患	22	0.4	肺炎先天奇形等	20	0.4
10〜14	心疾患	25	0.4	先天奇形等	20	0.3
15〜19	心疾患	51	0.9	その他の新生物	21	0.4

現在の子ども達の生活環境におけるもうひとつの大きな特徴は，集団で生活する機会が増えたということです．現代では子どもが学校に行くのが当たり前ですが，近代までは子どもが集団生活を行うということはほとんどありませんでした．江戸時代の日本は比較的子どもの教育が普及していたと言われますが，教育はいわゆる寺子屋で行われており，全国的に普及したのは江戸時代後期（19世紀）以降です．全国で1万以上もの寺子屋ができたとされていますが[7]，そのひとつひとつは大規模なものではありませんでした．

　明治になって，日本は近代国家を目指すようになり，教育に力が入れられるようになりました．明治5年（1872年）には，欧米の教育制度を参考として，身分制度を廃した教育の機会均等に基づく教育制度が徐々に整えられてきました．明治6年の就学率は男児30％，女児15％程度だったようです．明治16年（1883年）には50％を超したものの，その後就学率がなかなか上がらなかったため，明治19年（1986年）には，4年制の義務教育が導入されました．その後，就学率は順調に上昇し，1900年頃には90％を超え，戦前には98％まで上昇していたようです[8]．

　戦後には6・3・3・4制の教育制度が採り入れられ，7歳からほぼ全ての子どもが集団生活を行うようになりました．また，経済発展に伴い，幼稚園と保育所が急速に普及し，1950年に幼稚園2,100園，保育所2,971箇所であったのが，1980年には，14,893園（7.1倍），22,036箇所（7.4倍）となっています．

　5歳児の幼稚園・保育所の在者比率は，1957年度の26.2％・11.8％から，1976年度には64.6％・25.4％となっています．戦後30年で，5歳児の9割が幼稚園あるいは保育所での集団生活を経験することになったのです．この傾向は特に都市部で顕著でした[9] 図1-4．

　1990年代から，女性の就労率を上げることが国の政策となり，共働き世帯が増加してきます．それに伴い，集団保育が低年齢から行われるようになってゆき，幼稚園から保育所へとシフトが進みます 図1-5 [5]．

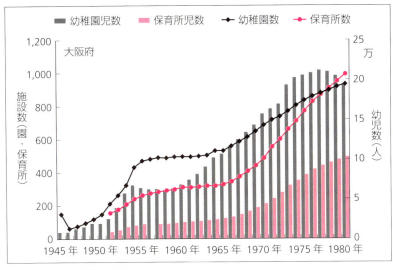

図1-4　5歳児の幼稚園・保育所の在者比率

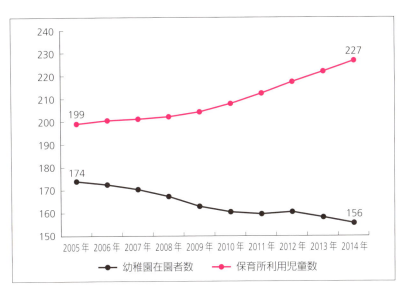

図1-5　幼稚園の在園者数と保育所の利用児童数推移（万人）

現在の状況ですが，2013〜2014年に行った都市部にある筆者のクリニックでの調査では，0歳児の23％，1歳児の44％が既に集団生活を行っていました．保育所では乳幼児数十人が同じ集団で生活しており，ウイルスや細菌に対し感受性が高いため，容易に感染症が流行することになります．感染症の中心となる年齢が時代と共に下がってきたのです．現在，感染症は乳幼児から成人へと広がり，社会全体にも影響しています．

　このように，子どもの生活環境は激変しています．近代までは，"子どもが死ぬ"ことは当たり前でした．例えば明治天皇のお子さんは，何人も夭逝（若くして亡くなること）しています．当時最高の環境を持ってしても，子どもを成人させるのは難しかったのです．その時代も医学はあったし，医者もいましたが，科学的な治療などできるはずはなく，ほとんどの病気には手の施しようがなかったでしょう．都市部で感染症が流行すれば，ばたばたと子どもが死んでいったものと思われます．フレミングによる抗生物質（ペニシリン）の発見は1928年ですが，日本で広く使われるようになったのは戦後です．感染症が治療できるようになったのは，つい最近のことなのです．その後の抗菌薬の普及が，多くの子ども達の命を救ってきたことは間違いありません．

　現在では感染症の死亡リスクはごく低くなりました．一方で子どもの集団生活が年々低年齢化していき，感染症は非常に多くなっています．感染症は軽症化したが，激増したということです．その内容も変わりました．衛生状態の改善や上下水道の整備により，ペストやコレラ，腸チフス，赤痢の発生はみられません．感染微生物は細菌からウイルスが主体になってきています．こういった時代の変化に対応した医療が求められます．

3. 余裕のない母親

症例3　1歳　男児　主訴：発熱

- 母親が連れて来院．第1子．基礎疾患なし．保育所児．
- 現病歴：1週間前に保育所に入所．3日前より鼻汁が出現，徐々に咳がひどくなってきた．保育所入所中に発熱したため，母親の職場に連絡があった．保育所に迎えに行った後に受診．食欲はあるが，夜間睡眠不良．
- 現症：体温 37.5℃．最高体温は 38.1℃．全身状態は重篤ではないが，鼻づまりのため，やや息苦しそう．聴診では粗い水泡音が聞こえるが，咽頭所見は異常なし．鼻腔粘膜は発赤腫脹し，膿性分泌物が貯留．両側鼓膜に貯留液を認めるが膨隆はない．腹部は正常で，脱水所見は認めない．

　保育所に入った途端に，気道症状が出ることは多々あります．どう対応すべきでしょうか．母親は仕事中に呼び出されたようです．勤務先に迷惑をかけたという思いもあるでしょう．発熱した子どももつらそうですが，母親は早く治して仕事に復帰したいと思っているかもしれません．

　こういった子どもが外来を受診することは増えています．今から約30年前の1980年代まで，日本では夫婦のうち男性が主な働き手となる片働き世帯が主流でした．その後1990年代から，共働き世帯数は継続的に増加し，1997年には共働き世帯が片働き世帯数を上回ることとなりました 図1-6 ．その後も共働き世帯は増加を続けています[10]．

　このように，母親の就労率が年々上がっており，現在では幼稚園より保育所に子どもを預けることが普通になってきました．低年齢の集団生活が症例に示したような病気を作っているのです．

　"働く"ということは，当然ながら，一定の拘束時間が出てきます．

子どもを育てる環境は，両親が忙しくなり，どんどん厳しくなっているのです．小児プライマリ・ケアの診療では，子どもだけを診るのではなく，そういった子どもを取り巻く家族環境，社会背景を理解しなければいけません．

現代の母親は大変です．その上，子どもの風邪で子育ての負担は一気に増えます．鼻づまりや咳で夜間睡眠が取りにくくなり，機嫌が悪く，子どもにいつもの笑顔は出ないでしょう．「この熱はどうなるのだろう？」という不安感も強いストレスになります．母親が，「一刻も早く治してほしい」と考えるのは当然です．医療はその意にどのくらい応えられるでしょうか？

抗菌薬を投与する，というのはありがちな選択です．このようなお子さんの鼻汁を培養すると，肺炎球菌やインフルエンザ菌といった細菌が検出されます．集団生活を開始して，細菌がうつって発熱したというのは，誰もが納得できるストーリーです．しかし，ここで立ち止まって考えてください．

実は，低年齢の集団生活では，速やかにこれらの細菌を保菌すること

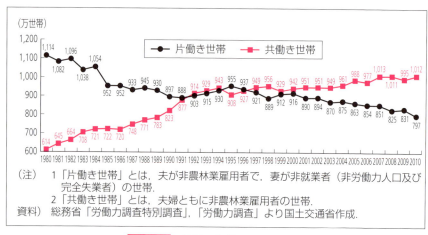

図1-6　片働き世帯と共働き世帯

になりますが[11]，細菌"感染"を起こすことはごく少ないのです．保菌の状態で抗菌薬が投与されると，効果がないばかりか，下痢などの副作用が出たり，耐性菌を誘導するだけに終わってしまいます．これまで，肺炎球菌やインフルエンザ菌は，長く抗菌薬に曝されてきたので，細菌の中でも特別に強い耐性化遺伝子を持ってしまっています．鼻副鼻腔には多くの常在菌が存在しますが，抗菌薬が投与された場合には，耐性化遺伝子を持つ菌は他の菌に比べて残りやすく，保菌状態がより続くことになります．実際に，抗菌薬が投与されている子どもの方が，その後に病原菌の保菌率が高いという研究結果が出ています[12]．また，鼻副鼻腔の細菌が一時的に減ったとしても，再び保育所に行くことで元の状態に戻ってしまいます．細菌"感染"ではない場合には，抗菌薬の投与は，子どもにとって利益はなく，不利益の方が上回ります．

ところが，こういったお子さんに抗菌薬が投与されることは当たり前のようにあります．細菌感染でなければ，投与しようがしまいが，しばらくすると熱は下がるでしょう．結果として，母親に"抗菌薬のお陰で熱が下がった"という思い込みができてしまい，次も発熱のときには同じ病院を受診して抗菌薬の投与を希望します[13]．医療の現場では，クライアントの満足感を高めなければいけないので，医師はまたも処方する．医師にとって処方することは非常に簡単ですし，医師にしか許されていないことなので自尊心が満たされるということもあります．

それが延々と繰り返されてきたので，現在，集団生活を行っている子どもの鼻副鼻腔の菌は強い耐性を獲得しています．その菌が重症感染症の原因となるわけですので，耐性菌の保菌は明らかな子どものリスクの増大です．保護者と医師の相互の満足感を高めることが子どものリスクを上げてきたということです．「子どものため」の行動は，真に子どもの利益になるか？　という視点を必ず持たないといけません．

余裕のない母親は，子どもの風邪を早く治すために，症状が出るごとに病院を受診することになります．それだけの手間や時間がかかりますし，風邪を引いたときの精神面も負担が大きいでしょう．

では，このお子さんに必要な医療行為は何でしょうか？　ひとつはリスクマネジメントです．全身状態のチェックと，体温は高くないか，ウイルス感染症以外の病気は考えられないか，必要な予防接種は終わっているかは最低限確認が必要です．集団生活の開始直後は肺炎球菌などによる潜在性菌血症のことも考えておかなくてはいけません．通常，一度の診察で全てを結論できないので，発熱が続いた場合の対処をお話します．1歳のお子さんですから，発熱は48時間以上続けば再診を促せばいいでしょう．リスクが高くないなら経過観察が最善の方法です．母親は子どもが自然に治っていく過程を体験できるからです．

　そして，これから先，集団生活をしながら子どもの育児をどうしていくのか，という視点も大切です．集団生活ではさまざまなウイルスの感染を受けること，鼻副鼻腔に肺炎球菌やインフルエンザ菌を保菌することを説明し，感染症状が出た場合の対処を説明しましょう．

❌ やってはならない
　リスクの少ない感染症に抗菌薬を投与する．

⭕ 必要な医療
　乳幼児が集団生活をする上で増える感染症リスクと，今後予想される症状に対して受診タイミングを説明する．

4. 価値観の押し付けはやめよう

> **症例4**　4歳　男児　主訴：発熱
>
> 遠方から電話で相談を受けたお子さんです．発熱2日目で，軽度の咳を伴っていましたが，食欲もあり，元気でした．近くの小児科を受診され，"熱が出ているから抗菌薬を飲ませてください"と指導がされたとのことでした．母親は普段，発熱だけでは子どもに抗菌薬を飲ませていなかったので，診察医に必要かどうかを確認したところ，強い口調で「抗菌薬を飲ませずに悪くなっても知りませんよ」と言われ，不安になったとのことです．

このように方針が異なるときに，保護者が不安になるのは当然でしょう．このお子さんは抗菌薬が必要な病気である確率は低いと思われます．ただ診察医は"抗菌薬は必要である"と主張しているようです．

従来は，ごく一部の医師を除き，発熱している子どもに抗菌薬を投与するのは当たり前の医療行為でした．現在はそれが間違っていることがわかり，多くの医療機関では理由なく抗菌薬を投与することは慎まれるようになってきています．しかし，十分な小児医療の教育を受けていない医師は，従来の診療をそのまま続けている場合もあります．抗菌薬を投与しても，医師にはそのデメリットが見えにくいのです．そればかりでなく，医師も，子どもの風邪に抗菌薬を投与して，しばらくすると解熱し，保護者に感謝されるという経験を何度も何度も繰り返しているはずです．ほとんどの発熱は自然に解熱したはずですが，こういった経験が医師にも"風邪の発熱は抗菌薬で下げるものだ"という思い込みを作ってしまうのです．この思い込みは，"自分は治療してあげている"という自尊心につながってしまいますし，常に抗菌薬を投与していると，投与しない場合の経過を予測しにくいのです．だから，"何もしないで経過を見る"という方針には不安感を抱いてしまうというわけで

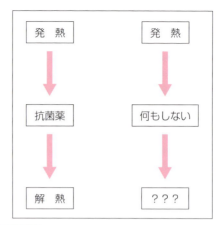

図 1-7 何もしない場合の予測が付きにくい

す .

　そういった医師が保護者から，"抗菌薬はなぜ必要なのか"と聞かれると，説得力のある理由を説明することができませんし，これまで自分は抗菌薬で"治療"してきたという自尊心も傷つけられるし，不安感から処方したいという気持ちも出てきてしまいます．だからこそ，保護者に強く反応してしまい，「抗菌薬を飲ませずに悪くなっても知りませんよ」という言葉が出てきてしまうのです．

　現在の小児プライマリ・ケアの場では，"治療すること"が基本ですから，同じような問題は抗菌薬に限らず出てきます．特に医師が必要と思い込んでいる治療では同じことを起こします．

　どのような"治療"も，絶対的なものではありません．"治療"した方が，しない場合に比較して相対的に優れている，という場合に"治療"を勧めるのです．医師のほとんどは大学病院で研修しています．例えば，手術をしないと生命に関わる先天性心疾患，細菌性髄膜炎での抗菌薬投与，白血病の薬物治療，ネフローゼ症候群でのステロイドの使用など，大病院で扱う疾患では"治療"することはしない場合に比較して圧倒的に子どもの予後を改善します．この場合でもあくまで"治療"の

必要性は相対的なものなのですが，治療しない場合の予後がきわめて悪いために，相対評価が見えません．往々にして，大学病院の研修においては治療の絶対評価しか考えないことになってしまいます 図1-8 ．

一方，プライマリ・ケアの患者は一般に軽症であり，すぐに治療が必要なことは少ないでしょう．"治療"を絶対的なものとすべきではなく，相対的に評価する必要が出てきます 図1-9 ．だからこそプライマリ・ケアの場では科学的なデータの裏づけがある，エビデンスに基づいた診療を行うべきなのです．

医師が思い込みに基づいて一律に抗菌薬を投与することは，保護者に"治療"の絶対化を示していることであり，自らの価値観の押し付けとなってしまいます．すべての医師は現在行っている治療の必要性を常に評価していく必要があるのです．

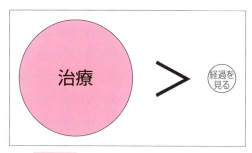

図1-8　大学病院での治療の必要性

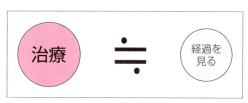

図1-9　プライマリ・ケアでの治療の必要性

> **症例5** **2歳3ヵ月　女児　主訴：こだわりの強さ**
> ・母親が連れて来院．第2子．基礎疾患なし．集団生活はしていない．近医にて気管支喘息と診断されている．入院歴はない．
> ・現病歴：2歳まで意味のある発語がなかったが，その後徐々に単語を話すようになり，現在は2語文を話す．こだわりが強く，いつも同じ場所でないと着替えない．いつもと同じ道を通らないとパニックを起こす．また，偏食が強く，母親以外になつかない．睡眠リズムが悪いなどの訴えで発達支援を求めて受診した．

　発達障害のお子さんをどのようにサポートしていくのか，というのは今後の小児医療での大きなテーマです．乳幼児期の"育ち"がその後の子どもの発達に大きく影響するからです．ただし，このお子さんで気になったのは別のことです．

　母親とお話している間に，もともと気管支喘息があるという話をされました．アレルギーやアトピーはないものの，風邪のときに時々喘鳴があり，夜間の湿った咳が長く続くために，喘息と診断され，治療を受けているということです．こういった症状は，風邪の後の鼻副鼻腔炎でよく見られる症状です．今後真の気管支喘息を発症するかどうかは不明です．しかし，母親は前医から喘鳴が出ると肺が悪くなるからと言われており，咳き込むことを極度に恐れているようでした．睡眠リズムの改善のために，できるだけ外遊びをした方が良いとアドバイスしたところ，驚くことに「走ったり，激しく体を動かすと咳が出るので，ほとんど遊ばせていない」ということです．

　発達障害のお子さんの診察ですが，保護者も同じ特性を持っていることが多く，不安感が強かったり，切り替えが悪いことがあります．咳嗽のほとんどは風邪に伴うものであることを説明しても，なかなか納得が得られません．

　現在の気管支喘息のガイドラインは，広く乳児からの喘息を診断し，

できるだけ治療し症状を出さないことで，喘息の悪化を防ぐとしています[14]．そういった考えが過剰診療につながり，プライマリ・ケアの診療において摩擦を感じることがあります．咳や喘鳴などの気道症状を取ることも必要かもしれませんが，そのためには何かが犠牲になっているかもしれません．わたしが経験したお子さんでは，"喘息の治療"に目を向けすぎることで，子どもにとって大切な外遊びの機会を減らしていました．これでは成長と発達にも悪い影響があるかもしれません．

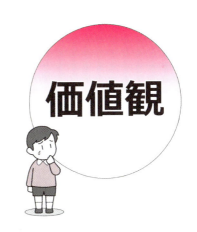

専門医は自分の専門領域の疾患を強くフォーカスし，指導しますが，病気は子どもの生活にとって，ごく一部のことです．もちろん，致命的な病気は必ず治療が必要ですが，気管支喘息は決して予後の悪い病気ではなく，また早期治療によって喘息の重症化を防ぐことができるのかもわかっていません．現在の指導が価値観の押し付けになっていないか，その指導が子どもの日常生活の中で，バランスのとれたものなのかを常に意識しておく必要があります．

✗ やってはならない
自分の考え方を押し付けて，子どもの生活を圧迫する．

○ 必要な医療
子どもの生活の中で，病気の治療の必要性を評価する．病気の重症度が上がるほど，治療の効果が高いほど治療的介入を行うべきだが，軽い病気，治療の効果が望めない場合にはできるだけ介入を行わない．

文献

1) 西村龍夫,田辺卓也,黒瀬裕史,他.小児科外来を受診した軽症気道感染症の経過に影響する因子について.外来小児科.2014;17:137-44.
2) 厚生労働省HP.http://www.mhlw.go.jp/toukei/saikin/hw/jinkou/geppo/nengai11/kekka02.html
3) WHO World Health Statistics. http://apps.who.int/iris/bitstream/10665/170250/1/9789240694439_eng.pdf?ua=1&ua=1
4) 田中哲郎,石井博子,向井田純子.不慮の事故の国際比較.厚生の指標.1999.
5) ガベージニュース.http://www.garbagenews.net/archives/1881750.html
6) 厚生労働省 平成26年(2014)人口動態統計(確定数)の概況.http://www.mhlw.go.jp/toukei/saikin/hw/jinkou/kakutei14/index.html
7) 高橋 敏.江戸の教育力.東京:筑摩書房;2007.
8) 文部科学省HP.http://www.mext.go.jp/b_menu/hakusho/html/hpad196201/hpad196201_2_011.html
9) 松島のり子.戦後日本における幼稚園・保育所の普及と統計にみる地域差—都道府県別経年変化・市町村別設置状況に着目して—.Proceedings. 2012;20:161-71.
10) 厚生労働省白書.http://www.mlit.go.jp/hakusyo/mlit/h24/hakusho/h25/html/n1213000.html
11) 武内 一,山上佳代子,嶋田 聡.保育園入園1年間での上咽頭培養の変化 Hib抗体測定結果にも言及して.小児感染免疫.2007;19:399-403.
12) SADO-study Working Group. Individual risk factors associated with nasopharyngeal colonization with *Streptococcus pneumoniae* and *Haemophilus influenzae*: a Japanese birth cohort study. Pediatr Infect Dis J. 2013; 32: 709-14.
13) 大阪小児科学会地域医療委員会.上気道炎に対する抗菌薬投与実態調査.http://www009.upp.so-net.ne.jp/tatsuo/URIosaka.pdf
14) 日本小児アレルギー学会.小児気管支喘息治療・管理ガイドライン.東京:協和企画;2011.

2 現代の子どもの病気

1. 生物進化と子ども

　小児科の本なのに，生物進化？　と思われそうですが，少し我慢してお付き合いください．遺伝子が自らのコピーを増やすように変化していくことは，ウイルスや細菌からわれわれのような複雑な生物まで一貫した法則です．病気をこのような生物進化をベースに説明することを進化医学と呼びます．現代の子どもは遺伝子が紡いできた生物進化の末端であり，体の機能のひとつひとつは，ひたすら生存率を上げて，子孫を残しやすくするために作られたものと考えることができます．進化医学の視点は，現代の子どものさまざまな病気を説明するのに非常に役に立ちます．

　地球ができたのは約46億年前ですが，最初の生命が誕生したのは約38億年前で，細胞膜と遺伝子を持ち，自己増殖ができるシンプルな構造の微生物でした．多細胞生物が生まれたのは約10億年前で，生物が陸上に上がったのはオゾン層が形成されて有害な紫外線が地上に降り注がなくなった5億年前です．最初は植物が陸に上がりましたが，その後に昆虫が出現しました．2億5,000年前から6,500万年前の恐竜の時代を経て，哺乳類の時代になりました．チンパンジーから，たまたま二足歩行ができる猿人が生まれたのはおよそ700万年前です．まずはこの時間軸のスケール感を理解してください．

　人類がなぜわざわざ二足歩行を始めたのかは諸説ありますが，猿だった時代は果実を主要なエネルギーとしていたのが，気候変動によって熱帯雨林が疎林となったことがきっかけであったことは間違いなさそうで

す．その後，400万年前にはアウストラロピテクスが常習的に二足歩行をするようになり，およそ240万年前には原人であるホモ属が出現しました．原人は果実や根菜と一緒に動物の腐肉を食べていたようですが，体毛を減らし，汗腺が発達して体温コントロールが可能になり，長距離を走れる能力を獲得しました．すると大型動物を追い込む狩ができるようになり，多くのエネルギーを動物の肉から取るようになっていったのです．

　その後の人類の進化は大型動物の狩を成功させるように進みました．マンモスやナウマン象に立ち向かうためには，1対1ではどう進化しても勝ち目はありません．集団での狩の成功率を上げることが，生き残るための作戦になりました．表情筋を発達させ，身振り手振り，複雑な発声など，さまざまな方法でコミュニケーションの能力を高めていったのです．お互いに情報を伝え合うことが生存率を上げることにつながったということです[1]．

　約20万年前にはホモ・サピエンスがアフリカで生まれ，やがて言語によるコミュニケーションが始まりました．言語を介した世代間での情報伝達は，情報の蓄積につながり，道具を発達させたことでしょう．約7万年前にはホモ・サピエンスはアフリカを出て，世界中に広がっていきました．わたしたち人間は，人種によって肌の色や眼の色，体型や体格はさまざまですが，遺伝子はほとんど同じものを持っています．驚くべきことに黄色人種と白色人種よりも，アフリカの同じ山に住むゴリラ同士の方がずっと遺伝子の違いは大きいのです[2]．アフリカを出て行っても，世界中の人々はもともと持っていた遺伝子が適応しやすいような暮らしを，何万年も続けていたと考えられます．

　このように，人類の進化は二足歩行に起源します．人は後ろ足で立って歩かざるを得なくなったために，樹上生活が困難になり，地上においての運動能力も制限されてしまったのです．そこで，生存競争に勝つために，社会性を高めるしかありませんでした．キリンが首を伸ばしていったように，象が鼻を長くしていったように，人類はひたすらに脳を

発達させ，認知力とコミュニケーション能力を上げて行ったのです．その結果，集団での狩の成功率が上がり食料の確保が容易になって，ますます脳を発達させることになりました．進化のポジティブループが人の脳を極端に大きくしていったのです．しかし，こういった特殊な進化は，人の体にいびつな構造をもたらしもしました．それが現在のさまざまな病気の原因になっています．

　生物の進化には気候が大きく関わります．地球の気候は大まかに氷河期と無氷河期に分けられます．地球上のどこかの平野に広い範囲で氷床がある時代を氷河期，ない時代を無氷河期と呼びますが，南極に4,000万年前に氷床が生まれた後，現在まで氷河期が続いています．ですので，人類の歴史は全て氷河期のものです．さらに，氷河期の中で比較的気温が低く氷床が大きく広がる時代を氷期，気温が高く氷床が減少する期間を間氷期と呼んでいます．氷期と間氷期はおよそ10万年のサイクルで変わりますが，温暖な間氷期は1〜3万年しか続きません．実は人類が生きていたほとんどの時代は氷期で，地球の大部分が氷に覆われていた時代なのです．

　最後の氷期は約12,000年前に終わり，現代は比較的温暖な間氷期にあたります．氷期から間氷期へは，数十年間という短い期間で急激に移行したことが分かっています．当時は世界中で氷河が融け，大規模な洪水が起こったことでしょう．日本では縄文時代にあたりますが，海面の上昇と共に大陸と切り離されました（縄文海進）．こういった気候の変化は，動植物に決定的な影響を与えます．動物は寒いほど大型になり，暖かいところでは小型化します．大きい方が相対的に表面積が小さく，熱を保つには有利ですが，その反面，放熱するのには不利だからです．

　温暖化した地域では次第に大型動物は見られなくなり，その結果人類は食料不足になったに違いありません．日本でも旧石器時代と縄文後期では食生活が大きく変わったことが分かっています．縄文時代の貝塚からはマンモスやナウマン象の骨は出てきません．その代わり貝や魚，

鳥，小動物を獲ってエネルギーを確保していたようです．食糧不足の代償としてやむなく行われるようになったのが農耕です．農耕は約1万年前に西アジアと中国で始まったとされていますが，本格的に農耕社会になるのは鉄器の普及が欠かせません．西アジアで製鉄の技術を独占していたヒッタイトが滅び，周辺民族に広く鉄器の製造が伝わったのはBC12世紀以降です．中国ではBC8世紀からの春秋戦国時代，日本では弥生時代ということになります．

　農耕は食糧備蓄を必要とするため，人々の間に階級ができ，都市化も進みました．田んぼが広がるのんびりとした田舎風景に日本人の原点があるように思ってしまいますが，そういった生活は食料を確保するために，やむなく始まったもののようです．アフリカなど非常に豊かな土地では，現在まで狩猟生活を続けている部族がありますが，彼らが特別に遅れているということではなく，生存のために生活を変える必要がなかったからでしょう．

　その後，近代になって，われわれの生活に，より大規模で決定的な変化が起こりました．産業革命がその原因です．産業革命はイギリスの綿織物業で始まりましたが，きっかけは1733年にジョン・ケイが織機の一部分である杼を改良した飛び杼を発明したことです．糸から布を作る織機の改良が，綿から糸を作る紡績機の改良につながり，資本主義の発達とともに18世紀半ばから19世紀にかけて競争のように機械が発明されていきました．人間の手仕事から機械が使われるようになることで，科学技術が急速に発達します．産業革命と資本主義が，人々の"より豊かになりたい"という思いを刺激して，技術を向上させるための巨大なポジティブループを作ったのです．その後，フランス，アメリカ，ドイツなど世界中に産業革命は飛び火のようにうつっていきます．日本でも明治維新の後に西洋技術を導入した結果，急速に産業革命が起こりました．

　産業革命とそれに伴う科学技術の発展は，わずか200年ばかりの間に，人間の生活を大きく変えてしまいました．一方，人間の遺伝子は環

境の変化に徐々に適応するように非常にゆっくりとしか変化できません．農耕が始まって以降の生活，ましてや産業革命以降の生活を遺伝子が想定していたはずはありません．その"想定外"がさまざまな病気の原因となっています．

　では，なぜ特に子どもの病気を見るときに，このように，進化の視点が必要なのでしょう？

　人類がこれまでもっとも多く命を落としてきたのは，天変地異や戦争でしょうか？　感染症でしょうか？　ポンペイではヴェスヴィオ火山の爆発によって都市が丸ごと消滅しました．第二次世界大戦では8,000万人もの人が亡くなったとされています．有史以来，戦争は絶えませんでしたので，人類の死亡原因の最多は戦争による暴力ではないかという説もあります[3]．感染症が猛威をふるったこともあったでしょう．中世ヨーロッパのペストの流行では，総人口の1/4から1/3が死亡したと推定されています[4]．しかし，こういった出来事は成人が亡くなったから，歴史となって残っているのです．実は，人類がアフリカに出現して以来，もっとも人が死ぬ原因であったのは，赤ちゃんの自然死です．石器時代では，産まれた赤ちゃんの半数は成人できず成長過程で亡くなっていたと推定されています[1]．もちろんもっとも死亡数が多かったのは新生児でしょう．こういった"子どもの死"は当たり前すぎて歴史には残っていないのです．

　乳幼児期に死亡すると子孫を残せませんので，人の遺伝子は，乳幼児期を生き延びるために，成長と発達のためのさまざまな機構を手に入れているはずなのです．例えば，赤ちゃんが産まれたとき，まずは生き残るためには体温を保つ必要があります．新生児を扱ったことがある医師なら分かるでしょうが，低体温は赤ちゃんの命に直接関わるのです．成人では筋肉で発熱することができますが，新生児は筋肉量が少なく，体温を保つことが困難です．そこで低体温を避けるために，皮下には褐色脂肪細胞があらかじめ用意されています．この細胞の中には多くのミトコンドリアが存在し，脂肪を熱に変えて体温を保つのです．赤ちゃんが

泣く，笑う，母親の目をみつめる，といった行動でさえ，生き残るために遺伝子に組み込まれた行動です．このような数々の"仕組み"は成人になるとその生理機能がなくなったり，少なくなったりするために，あまり顧みられることはありません．しかし，非常にたくさんの仕組みが，乳幼児の命を支えるために遺伝子の中に用意されているはずです．それらが現在の赤ちゃんの生育環境を想定していなかったのは確かでしょう．

> **症例6** 2歳　男児　主訴：発熱
> ・母親が連れて来院．第1子．基礎疾患なし．
> ・現病歴：気温が徐々に下がり始めた11月から頻繁に鼻汁，咳嗽が続き，何度か発熱を繰り返すようになった．母親は寒くなったのが風邪の原因と考えている．

"寒い"ことが風邪の原因であると考える保護者はたくさんいます．医師でさえ同じように考え，"体を温めて風邪を防ぐように"と指導されることもあるようです．しかし，こういった考えには何の根拠もありません．発熱の際に体温を上げるための"寒気"がこのような心理エラーを作っているのです．もちろん，風邪症状の原因はウイルスなどの微生物の感染であり，"寒い"ことが直接の原因ではありません．こういった考えにとらわれて，必要以上に厚着をさせたり，外出を避けるようにしている保護者もいるようです．

人類が出現して以来，地球の気候はほとんどの期間は氷期でした．温暖な間氷期に入ったのはわずか12,000年前です．氷期は現在より5℃程度も気温が低く，現在よりはるかに"寒かった"でしょう．人類はそういった気候で過ごせるような遺伝子を持っているわけです．

✕ やってはならない

「子どもに風邪を引かさないように，なるべく暖かくしましょう」という指導は，心理エラーを固定化します．

〇 必要な医療

風邪の原因はウイルスなどの微生物であり，"寒い"ことが直接の原因ではないこと．子どもは寒さに強いということを説明する．

2. ミスマッチ病

　ミスマッチ病とは，生物がある環境に適応するために獲得した遺伝子が，環境の急激な変化により対応できなくなったために起こる病気です[1]．有名なところでは2型糖尿病があります．人類は約1万年前まで狩猟採集の生活を行っていたため，エネルギーは主に脂質とたんぱく質から得ていました．果実や根菜からも糖質としてのエネルギーを得ていましたが，人類が進化するほど狩猟からのエネルギーが増えていったはずです．現生人類（ホモ・サピエンス）が持つ遺伝子は，エネルギーの多くを糖質から取る生活を想定してはいないのです．

　しかし，農耕が始まって以来，定住生活が開始されると，狩猟で採れるエネルギーは制限されます．人類は徐々にエネルギーの多くを糖質から採る生活に移行していくことになります．しかし，この生活環境の変化の後，現在までの世代では遺伝子を大きく変えるほどの期間はありません．従来の体の機能のままに，食生活だけを変えなくてはならなかったのです．特に現代の先進国では，豊富な糖質を食料とすることが普通です．結果として糖尿病が増えていったと考えられています．

　食生活の変化は糖質以外にも，さまざまなミスマッチ病を作り出しています．高血圧もそのひとつです．食事の際に塩分を豊富に取るようになったのは，塩を作る技術ができてからで，食塩が工業的に豊富に作られるようになったのは近代になってからです．恒常的な塩分の過剰摂取

が，高血圧やそれに伴う心臓血管系の病気を増やしています．

　ミスマッチ病がやっかいなのは，社会全体にとってはメリットのある事象の裏側で起こってくることです．農耕の発達は人々のエネルギーの確保と人口の増加に繋がりました．現代社会では穀物が高度に商品化され，ハンバーガー，フライドポテトなど，高カロリーで塩分が豊富な食品が流通しています．経済は資本主義社会を発展させ，人々の物質的な豊かさを高めますが，その一方で，糖尿病や高血圧になりやすい遺伝子を持つ一部の人々は，ミスマッチ病に苦しむことになります．

　実はミスマッチ病の中でもっとも一般的に見られるのは感染症です．ウイルスや細菌による感染症は原始時代からあったものと勘違いされることがありますが，そんなことはありません．こういった感染症は文明とともに発生したもので，旧石器時代にはなかったと考えられています．主に野生動物の家畜化が，動物に起源を持つウイルスや細菌などの病原性微生物を人類の社会に持ち込んだようです．天然痘はウシ由来ですし，麻疹はイヌから，インフルエンザは水鳥，百日咳はブタもしくはイヌに由来するものであることがわかっています．ウイルスや細菌は突然変異で人に感染性を持つようになり，病原性を持つのですが，小規模な集団では人々は死滅するか，生存しても抗体を作るので流行を維持することはできません．そのような中では感染性微生物は生き延びることはできず，速やかにその遺伝子は失われたことでしょう．農耕が開始され，都市化により人々が大集団で生活するようになったことが感染症の維持に寄与したのです．

　有史以来，地球の人口はずっと右肩上がりで増えてきました．集団が大きくなることで，感染症はより大規模になり，遺伝子が残りやすくなります．また，交通手段の発達は感染症を運び，免疫のない集団に新たに感染を広げることになります．中世ヨーロッパのペストはシルクロードが運んだものであり，第一次世界大戦のスペイン風邪は軍隊の移動によって世界中に広がりました．その流れは現在社会も引き継いでいます．人口はますます増え続け（日本では人口減少社会ですが），交通手

段は年々発達しています．実は，現在社会は有史上例がないほど感染症の危険が高まっているのです．

そうは言っても，近年は歴史に残るような致命的な感染症の大流行，ペストや腸チフスなどの流行は見られません．その最大の要因は公衆衛生の発達です．例えば飲み水に下水の水が混ざってしまう状況を考えてみて下さい．腸チフスなど，腸管感染症はあっという間に人々の間に広がるでしょう．口から入った細菌が，体内で何桁ものオーダーで増えて，外部に排出される．それが他の人の口から入って感染症となる．こういったサイクルが完成することで感染症が広がっていくのです．発展途上国で安全な水が求められるのは，サイクルを断ち切って感染症から人々を守るためです．

消毒の普及，抗菌薬が広く使えるようになったことは，細菌の感染症を激減させました．日本でも戦後にペニシリンが使えるようになって以来，抗菌薬が多くの人の命を救ったことは間違いありません．しかし，そういった手段が使えない感染症は現在でも多数見られます．例えばノロウイルスは通常の消毒薬では死滅させることは難しく，抗菌薬の効果もありません．便から出たウイルスの除去は下水施設でも難しいので，河川に流れ，貝類に入って人が食べるサイクルが出来上がってしまいます．細菌よりもウイルスの方が社会インフラで減らしにくいため，発展途上国の問題は細菌感染であるのに対し，先進国での感染症はウイルス性のものが主体です．

子どもの現在の成育環境はどうでしょうか？　遺伝子の想定したものとはさまざまな点で大きくずれているのは間違いありません．清潔すぎることは言うまでもないでしょう．もう1点，前章で書いた集団生活の普及があります．人類が生まれてから，近代まで，同年代の子どもが集団で長時間を過ごすことはなかったはずです．日本に学校制度が整ってきたのは明治以降ですが，それがさまざまな感染症の温床となってきました．例えば戦後に学童で流行した溶連菌感染症がリウマチ熱や急性腎炎の原因となったことは間違いありません．学校という集団生活がミ

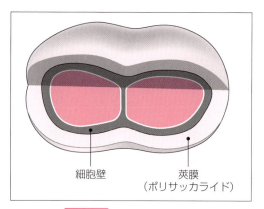

図 2-1　肺炎球菌の構造

スマッチ病を作り出したわけです．インフルエンザも子どもの集団生活がなければ今のように大規模な流行が起こることはないでしょう．

　集団生活はどんどん低年齢化しています．現在は保育所などで乳児から集団生活することも普通になってきました．保育所の1学年が10数名から100名を超えるところさえあります．同年齢の乳幼児は免疫的に近いため，その年で抗体を作れない病原性微生物は子どもから子どもへと次々にうつっていくことになります[5]．

　代表的な病原性細菌である肺炎球菌は，細胞壁の外側に莢膜という構造を持ちます 図2-1．通常の細菌は好中球に貪食されますが，莢膜があると好中球の食作用に抵抗します．莢膜抗原に対する抗体があれば，オプソニン化によって殺菌することができるのですが，2〜3歳までの低年齢児は，その抗体を作ることができません[6]．粘膜上にいる肺炎球菌を排除できないために，いったん菌が入り込むと長く保菌することになってしまいます．肺炎球菌は鼻副鼻腔から粘膜深く入り込んで細菌性鼻副鼻腔炎や細菌性中耳炎を起こしたり（粘膜感染），まれに血液に入って菌血症から細菌性髄膜炎を起こすことがあります（深部感染）[7]．

　乳幼児が莢膜抗体を作る能力がないのは，このような事態は進化の過程で想定されていなかったからです．細菌のターンオーバーは早く，遺

伝子変化は人よりもはるかに頻繁に起こるので，進化のスピードは段違いに速いのです．人が抵抗力を獲得するより早く，肺炎球菌が人の粘膜で生きていけるような遺伝子を獲得したのです．鼻副鼻腔に細菌が住み，それがさまざまな病気を引き起こすというのは，乳幼児の代表的なミスマッチ病と言えるでしょう．

> **症例7** 　**生後1ヵ月　男児　主訴：発熱，鼻汁，咳嗽**
> ・母親が連れて来院．第2子．基礎疾患なし．
> ・現病歴：保育所に通院している3歳の兄に鼻汁と咳嗽症状あり．昨日より鼻汁と咳嗽が出現．本日朝より発熱したために外来を受診した．最高体温は38.5℃，来院時体温は37.2℃．

　生後1ヵ月のお子さんです．症状から感染症はほぼ確定でしょうが，風邪をひいたのだろうと単純に考えるだけではいけません．月齢を考えるとリスクが高く，注意が必要です．ポイントは兄の風邪症状です．保育所で集団生活をしており，そこで感染微生物を持ち帰ったのだろうと考えられます．同じ微生物でも3歳児が感染した場合と，1ヵ月児が感染した場合の症状は異なります．まず，診断のためには，兄の保育所で流行中のウイルスがないかどうかを確認する必要があります．RSウイルスであれば，乳児に感染した場合の呼吸困難のリスクが高くなります．また，保育所では，肺炎球菌やインフルエンザ菌を保菌していることが多く，鼻汁や咳嗽で飛び散っています．発熱があれば，そういった細菌感染症の可能性も考えなければいけません．生後1ヵ月では肺炎球菌ワクチン，ヒブワクチンも未接種であり，深部感染のリスク評価が必要です．

✗ やってはならない
　単に風邪と診断し，抗菌薬，咳止めを処方して帰宅してもらう．

○ **必要な医療**

　深部感染症と呼吸困難のリスク評価を行うべきです．月齢を考えれば，白血球数，CRP 値の測定は必須です．この月齢では深部感染の指標としては CRP 値を用い，2.0mg/dL 以上であれば高リスクと判断します[8]．また，全身状態と喘鳴の有無，呼吸数をみて，呼吸困難がないかの判断を行います．リスクが高いか，評価に自信がなければ緊急対応のできる高次施設への紹介受診が必要となります．リスクが低いと判断した場合も，必ず翌日の受診を指示し，再度のリスク評価を行う必要があります．

Column 1　ワクチンは不自然？

　子どもにワクチンを接種させたくないという保護者は一定の割合でいます．彼らの多くは，ウイルスや細菌に感染することは自然なことで，ワクチンは人工的なものだから不自然であると考えています．しかし，感染症の歴史を考えると，人に感染する多くのウイルスや細菌は文明が起こってから発生したもので，それらに感染することは決して自然なことではないということが分かります．人は自己と非自己を分けるために，成長期に無数の種類の抗体を用意しています．感染症はその免疫の穴をぬって，人から人へ感染することができるように進化した微生物によって起こるわけです．感染が成立すると，微生物は指数関数的に増えてしまうため，免疫の穴をそのままにしておくと，社会全体に広がってしまいます．そのような微生物が蔓延することこそ不自然で，多くの子ども達の健康被害を引き起こしているのです．

　ワクチンは自然免疫で足りない部分を補い，文明が作ってしまった不自然な病原性微生物を増やさないようにしてくれるわけです 図2-2．特に子どもは感染症に対して弱く，さまざまな合併症が起こりがちです．ワクチンを接種してこそ余計な投薬や医療を受ける必要がなく，のびのびと自然な生活ができると思いませんか．必要なワクチンはできるだけ接種しましょう．

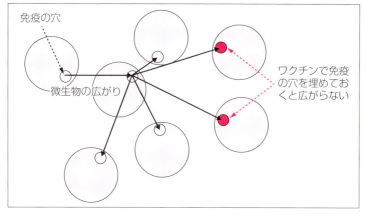

図2-2　免疫の穴と感染症の広がり

3. 咳をする子どもたち

A. 生物進化と上気道の構造

　この本を読んでいる方は咳に悩まされていないでしょうか？　電車に乗っているとき，咳をしている人はみかけないでしょうか．筆者がこれを書いているのは11月ですが，この時期は毎年のように咳が出ます．現代人は，過去のどの時代より咳に悩まされているのです．

　では，咳とはなんでしょう．なぜ咳が出るのでしょうか？　小児の咳嗽診療ガイドラインには，咳嗽の概念として「咳嗽は，気道の分泌物や異物を排除し，気道内腔の閉塞や気道感染を予防する生理的防御機能で，反射的に起こるが，随意的に誘発することも可能である」と記載されています[9]．ごくシンプルに書くと，気道を守るための反射というところ

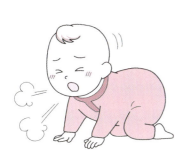

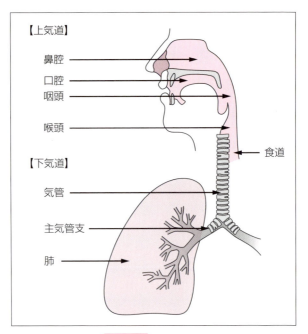

図 2-3　人の気道

でしょうか．しかし，あまりに物足りない記載です．そもそも咳反射が何のためにできたもので，どういう生理作用があるのか，詳しい解説がないと，どのように咳に対応するのかを考えるベースになりません．ここでは気道の発達と咳反射の役割について，進化の面から考察してみます．

　気道は，鼻腔，咽頭，喉頭，気管，気管支からなり，肺の空気を出し入れするための管状構造物です．鼻腔から下咽頭までを上気道，喉頭から先は下気道と分類されます　図2-3．なお，口は消化管の一部です．口から飲んだり食べたりするときには，鼻で呼吸するでしょう．食物は口腔から咽頭を通って，嚥下により食道に入ります．咽頭は本来，消化管の一部で，口腔から食道への食物の通路ですが，鼻腔から喉頭への空気の通り道にもなっています．咽頭は食物，空気の両方の通路であると

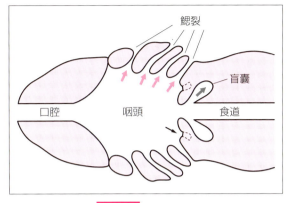

図 2-4 魚の気道
〔岩堀修明．図解・内臓の進化（ブルーバックス）．東京：講談社；2014 [10]〕

いうのは，咳反射を理解するために重要なポイントです．

　人の呼吸器がこのような構造になったのはなぜでしょうか．もともと多細胞生物は海の中で生まれました．人は脊椎動物で，魚から進化した生物です．魚は口から水を吸って鰓裂から外に出すことで，酸素を取り入れます．その間，消化管には水が入らないように，食道の入り口は閉まっています．やがてもっとも後ろの鰓裂が盲嚢を作り，湿地帯で住むことを余儀なくされた魚が，盲嚢を変化させて空気中の酸素を取り入れる能力を持ちました．これが肺の原型です 図2-4 ．このように，生物進化から考えると，消化管が先にできて，呼吸器は食道の直前で消化管から分岐して発達していきました．

　魚類は水中のにおい物質を感知するための鼻嚢を口の背側に持っていました 図2-5 ．最初は他の器官とはつながりを持たなかったのですが，鼻嚢と咽頭がつながり，陸生動物では鼻腔を呼吸のために発達させていきます．呼吸器は消化管の腹側に発達していったので，どこかで食物の通り道（消化管）と，空気の通り道（気道）がクロスする必要が出てきます（咽頭交叉）図2-6 ．人の鼻は口の上にあるでしょう．気管は前の方にあって，食道は一番背中側を通っています．こういった構造

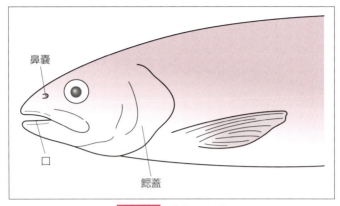

図 2-5　魚類の気道
〔岩堀修明．図解・内臓の進化（ブルーバックス）．東京：講談社；2014[10]〕

は脊椎動物の進化の過程で出来上がったものです[10]．

　さて，生物の体は合理的にできているように思えますが，このような構造は致命的な欠陥があります．空気が消化管に入っても大きな問題はありませんが，その逆に水分や食物が呼吸器に入ると命を落としかねないトラブルになります． 図 2-6 に示す爬虫類にあるような構造だと，飲み込むときには簡単に喉頭括約筋で入り口を閉鎖することができますが，人間はのどの構造が特殊です．なぜかと言うと，直立して四本足のような身体能力を失った人間は，集団で狩をすることで進化してきました．集団がうまく機能するためには，コミュニケーションの発達が欠かせません．そのために，人の"のど"の構造は，他の動物に比べて中咽頭がずば抜けて大きいのが特徴です 図 2-7 ．喉頭から空気を出して，舌で流れを変えてさまざまな音声を作り出すときに，中咽頭が大きい方が音のバリエーションを作り出しやすいからです．チンパンジーは人間と遺伝子が98％同じですが中咽頭がほとんどありません．そのために複雑な発声ができないのです．サルが二本足で歩いてから，アウストラロピテクス⇒ホモ・エレクトス⇒ホモ・ネアンデルターレンシス⇒ホモ・サピエンスと，現生人類に近づくにつれて，中咽頭が大きくなって

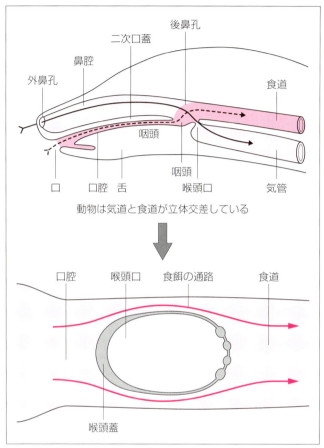

図 2-6　咽頭交叉

きたことも分かっています．

　図2-8 は成人の喉頭の断面を背中側から見たものです．喉頭は筒状になっていますが，開口部の上に大きな空間があります．喉頭が開いていると，食物が入ってしまうことが分かります．一方，中咽頭の発達していないチンパンジーは，喉頭の入り口は上咽頭にまで達しています．食物は喉頭でできた筒の左右を流れるために，チンパンジーは食べながら呼吸ができるのです．人も乳児期には喉頭口は高位にあり，乳を飲み

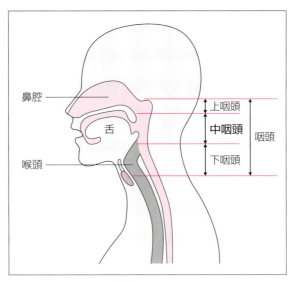

図 2-7 人の中咽頭

ながら呼吸をすることができます．低年齢になるほど，鼻から喉頭，気管までが直結されているということです．年齢と共に中咽頭が大きくなり，複雑な音を出せるようになりますが，飲みながら呼吸をすることはできなくなります．

B. 咳反射の起源

　中咽頭が進化の過程で大きくなり，言語によるコミュニケーションが可能になった反面，口腔と食道の入り口が離れ過ぎてしまったために，人は"飲み込む"ことが大変になってしまいました．嚥下のたびに窒息する危険ができたのです．

　実際，窒息は人間にとって大いなる脅威です．誰しも日常的に誤嚥は経験しているでしょう．厚生労働省の統計では，不慮の事故の死亡中，平成18年には交通事故を抜いて窒息が1位になっています．**図2-9** [12]．

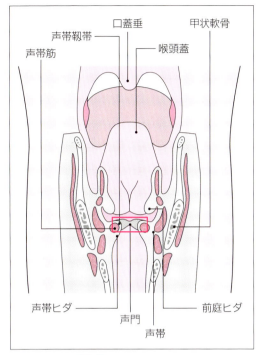

図 2-8 成人の喉頭の断面

（坂井建雄, 橋本尚詞. ぜんぶわかる人体解剖図. 東京: 成美堂出版; 2010 [11]）

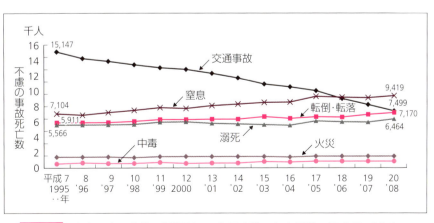

図 2-9 主な不慮の事故の種類別にみた死亡数の年次推移—平成 7〜20 年—

進化とは生存率を高めて，子孫を残すための変化です．単に中咽頭を大きくしたのでは，嚥下の失敗から生存率はかえって下がってしまうはずです．その弱点を補うような機構も同時に獲得しなければいけません．そのためにできたのが咳反射です．つまり，咳反射は誤嚥のリスクマネジメントとして発達してきたもので，異物に反応するレセプター（物理レセプター）を喉頭の周辺に張り巡らせて，少しでも誤嚥があればレセプターが反応し，瞬時に咳を出し，異物を排除することにしたのです．咳反射の発達がなければ，人間はここまで中咽頭を大きくすることは不可能だったはずです．咳反射の獲得が複雑なコミュニケーションを可能にし，現在の人間社会を作ったということになります．

　では，ここで咳反射のことを少し考えてみましょう．実は咳反射の詳しいメカニズムはよく分かっていません．咳反射の制御はあまりに複雑ですし，人間での実験は倫理的に不可能です．動物実験はある程度は可能ですが，上述した通り人ののどは全ての生物の中で特別な作りですので，その結果が人間にも当てはまるかというとなかなか難しいでしょう．咳レセプターの総説を読んでも，さまざまな神経が咳反射に関与しているということが分かるだけで，理解は困難です．そこで，咳反射のことを，その生理作用からシンプルにまとめてみます．

　この本を読んでいるすべての方は誤嚥を経験したことがあるはずです．どうだったでしょうか？　激しい咳が出たでしょう．それも自分で止めることができない咳です．「気管に入った！　大変だ」と思われたかもしれません．実は大部分は喉頭の筒の中に入ったということです．誤嚥によって喉頭にある物理レセプターが刺激されると，瞬間的に指令を出して，声門を閉じ，気管支平滑筋を収縮すると共に強力な呼息筋の収縮が見られます．こうやって気道内圧を高めた後に声門を開放し，激しい空気の流れによって異物を喉頭から咽頭に戻すのです．次に誤嚥した時に，この作用を体験してください．きっと分かって頂けると思います．その時，単なる水の誤嚥なら数度の咳で収まりますが，粘りのある固形物が入ってしまえば強い咳が何度も出ることになります．異物の除

去のしやすさが咳の激しさに影響しています．

　咳レセプターの主役は刺激によって瞬間的に反応する物理レセプターですが，何かあったときに備えるレセプターもあります．前者は主に喉頭や気管上部に分布しますが，後者は呼吸器全体に分布している化学レセプターです．物理レセプターは有髄神経で，素早い対処に使われ，その刺激は意識して止めることのできない咳反射を起こします．窒息を防ぐことがその主な役割だからです．一方，"備える"だけなら，瞬間的に呼吸筋を動かす必要はありません．だから化学レセプターはシンプルで伝道速度が遅い無髄神経になっています．化学レセプターは口腔から鼻腔，下気道にもあって咳の閾値（咳の出やすさ）を調節していると考えられます[13]．

　図 2-10 を参照してください．咽頭は食物が通るところですが，こ

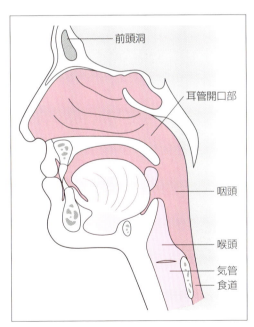

図 2-10　咽頭と喉頭

こに物理レセプターがあると大変です．食物が通るごとに咳が出て，飲み込むことができません．一方，化学レセプターは咽頭にもあって，食物嚥下のときのトラブルに対処するため，「何かあったらいつでも咳を出そう」としているわけです．刺激性の匂いをかいだときにも化学レセプターによって咳の閾値が下がります．火山のガスを吸うと咳が出やすくなるでしょう．さらに，アレルギーや大気汚染などで気道粘膜の慢性炎症が起こると，化学レセプターによって常に咳の閾値が下げられた状態です．そうなると分泌物が多くなくても咳が出ます．気管支喘息や慢性呼吸器疾患の患者などでは，こういった理由で乾いた咳が続くことが多いのです．

C. 集団生活が作る咳感染症

　現代の乳幼児は非常に多く咳をします．ためしに保育所に行ってみて下さい．風邪シーズンには必ず誰かが咳をしています．言うまでもなく，こういった咳のほとんどは感染症による咳です．

　なぜ，これほど"咳"を引き起こす感染症が蔓延しているのでしょうか？　実は子どもたちの集団生活がこういった感染症を作り出しているのです．人類がアフリカで発生して以来，現在まで，乳幼児が大集団で生活をしたことはありませんでした．文明と共に都市化が進み，徐々に感染症の流行がみられるようになりましたが，その時代も流行の中心は社会生活を営んでいる成人であり，乳幼児は成人から感染することが多かったでしょう．子どもの感染症は現在よりはるかに少なかったはずです．

　ウイルスや細菌などの微生物は常に変異を続けており，さまざまなバリエーションの微生物が生まれています．それがある個体から他の個体へと広がっていく中で，感染力の高いものほど自らのコピーを残すことができるのです．気道に感染した微生物は，咳を惹起すると他へと感染しやすくなるために，集団ではそういった遺伝子を持つ株が生き残りやすいような選択圧が掛かることになります．

例えば，百日咳菌は，農耕が始まって家畜を飼うようになったとき動物から人に感染するようになった細菌ですが，現在では世界中に広がっています．百日咳はその名の通り激しい咳反射を起こすことが特徴ですが，咳を誘発しない百日咳菌は，感染して個体の中で一時的に増えることができても，やがて免疫の力によって排除されてしまうでしょう．そうなってしまうと，クローンを残すことができません．

百日咳菌は百日咳毒素（pertussis toxin: PT）を産生します．感染後に咳反射を引き起こす毒素遺伝子を獲得した菌株だけが，他の個体にうつって，菌のコピーを残し続けることになったわけです．さらに，微生物は自己増殖の際に一定の割合で遺伝子変異を起こします．ほとんどの変異は意味のないものか，自己増殖を妨げるもののはずですが，たまたまより強く咳嗽反射を起こすような毒素を作る遺伝子変異が起こったとします．強い咳の方がより多くの個体に広がりやすくなるため，このニュータイプの菌は，他の菌株よりも優れた感染力を持つことになります．すると，人間集団の中で，従来の菌が生えるはずの領域を奪っていき，やがてニュータイプの菌の方がコピーを残すことになっていきます．このように，集団の中では，咳をより強く，より長期間に起こさせる微生物が生き残るような選択圧がかかります．現在の非常に強い咳を引き起こす百日咳菌は，そういった変異が起こって生き残ってきた菌です．言い換えると，微生物の生き残り戦略が，人に強い咳を引き起こす結果になったのです．彼らに人を苦しめようとする意思などありませ

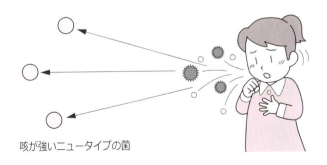

咳が強いニュータイプの菌

現代の子どもの病気

ん．これは人類が集団生活することと，その免疫が完全でないために起こる自然現象と考えることができるでしょう．

　なお，微生物の生き残り戦略は咳だけではありません．ライノウイルスのように鼻汁中で長く生き続けることができるようになったり，伝染性軟属腫ウイルスのように皮膚の上で免疫応答を避けて長く生存することになったウイルスもいます．現在ある全ての感染性微生物は，遺伝子の選択圧がかかり続けた結果，生き残ったものなのです．

　現在のような人口密度の高い社会，とりわけ乳幼児の集団生活が一般化することは，咳を引き起こす遺伝子を持つ微生物を発生しやすくし，さらに感染は容易に広がっていくことになります．微生物が自分の遺伝子コピーを残すために咳反射を利用しているわけです．進化の過程で人ののどが現在のような構造になったから，咳を引きおこすさまざまな微生物が生まれたのです．

　一度ウイルスが感染すると指数関数的に増え，鼻汁 1mL 中にはウイルスが 100 万～1 億個以上も存在します[14, 15]．感染は乳幼児から成人へと広がり，社会全体にも影響します．それが現代の人々が咳をする主要な原因になっているのです．

　近年，咳喘息やアトピー咳嗽という概念が出現していますが，強い咳が長く続く人が多いことの裏返しです．現代社会はウイルスに曝露される機会が多いのですが，遺伝的にウイルスに感受性が高い人や，アレルギーによる慢性炎症によって粘膜障害が起こっている人が咳ウイルスに感染すると，激しく，長く続きます．そういった人が咳喘息やアトピー咳嗽と診断されているのです．

D. 鼻副鼻腔炎

　小児の中でもとりわけ乳幼児の咳嗽を考えるとき，鼻副鼻腔の構造を理解しておく必要があります．

　ほとんどの気道ウイルスは鼻腔の粘膜に感染し，細胞の中で増えていきます．ウイルスは粘膜から粘膜へと広がっていきますが，この時に副

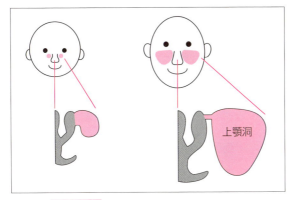

図 2-11 小児と成人の副鼻腔の構造

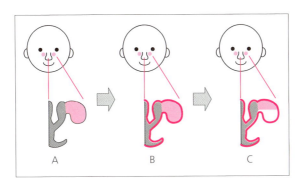

図 2-12 ウイルスの広がり

鼻腔の構造が問題になります．**図 2-11** のように，成人は副鼻腔と鼻腔は別々の部屋になっていますが，乳幼児の副鼻腔は鼻腔との交通が良く，ほぼ一体になっているのです．

　乳幼児の鼻腔にウイルス感染が起こると **図 2-12 A⇒B** のように，ウイルスは粘膜から粘膜へと次々にうつっていきます．副鼻腔内部には分泌物が溜まりやすく，溜まった分泌物中の水分は粘膜から徐々に吸収されていくため，時間が経つと **図 2-12 C** のように粘度が上がった分泌物が溜まっていくことになります．この分泌物が鼻腔に出て，前方に

流れれば膿性鼻汁に，後方に流れれば後鼻漏と判断されます．

　保育所に入っている子どもはみんな鼻が出ています．感染を繰り返すことで鼻副鼻腔炎の状態が続いているのです．なお，分泌物の大半は後ろに流れます．普段は嚥下でそれを処理していますが，咳反射の閾値を超えるような量が溜まると湿った咳となります．特に深い眠りのときには嚥下回数が減少し，咽頭に分泌物が溜まるので湿った咳が出やすくなります．

　注意しなければいけないのは，鼻副鼻腔に溜まった分泌物は，格好の細菌の温床になるということです．体温付近の37℃に保たれ，適度に炭酸ガスがあって，栄養も豊富です．肺炎球菌やインフルエンザ菌b型（ヒブ菌）は低年齢では抗体を作る能力がありません．自然に乳幼児の鼻副鼻腔で繁殖することになります．ウイルスと同じように細菌も世代交代でどんどん変異を起こします．抗菌薬の投与により耐性化を獲得したり，自らのコピーを増やしやすいようにウイルス感染を助ける遺伝子を持つこともあるでしょう．実際RSウイルス感染症やインフルエンザなどは，細菌の保菌によってウイルスの増殖が助けられ，重症化しやすくなることが証明されています[16〜18]．細菌の遺伝子とウイルスの遺伝子が協働してお互いを助け合い，集団生活をしている子どもから子どもへと次々に広がっていくわけです．

　乳幼児の鼻副鼻腔炎は典型的なミスマッチ病です．母親の就労率が上がり，労働人口が増えていくという急激な社会構造の変化が，集団生活の広がりにつながり，乳幼児の鼻副鼻腔炎とそれに伴うさまざまな病気を増やしてしまったのです．時代が変わると病気も変わってきます．われわれもそれに対応していかないといけません．

　これまで小児科医は，上気道の構造に関して十分な教育を受けることがなかったので，咳症状はすぐに下気道に原因を求めがちになってしまいます．しかし，感染症でもアレルギーでも下気道より上気道の病変の方が圧倒的に多いのです．鼻副鼻腔炎は症状が長引くことが多く，治るまで数週間もかかることが普通にあります．その場合，喘息や気管支炎

といった診断で，多くの治療的介入がなされることが多いのですが，残念ながらほとんどの投薬には効果はありません．過剰な治療が保護者の不安感を増すことにつながってしまっています．治療よりも病態の説明が優先です．これまで書いたような，鼻副鼻腔炎の診断や病態把握は現在の小児プライマリ・ケアでは欠かせないものになっているのです．

E. 咳の鑑別

咳は必ず病気が原因というわけではなく，健康時でも分泌物の量が咳レセプターの閾値を超えれば咳反射が誘発されます．日に何度かの咳は正常と考えればいいでしょう．

咳の質的，量的な異常を認めるときに病的と考えます．質的異常は過剰な分泌物を伴う咳や，犬のような咳（犬吠様咳嗽）などの疾患特異的な咳であり，量的異常は咳の回数が健康時に比べて過剰に増えた場合です[19]．

❶咳の性状による分類　図2-13

咳はまず湿性咳と乾性咳に分類されます．湿性咳は，咳反射のときに痰などの分泌物の排出を伴うもので，気道分泌物が多い場合にみられる

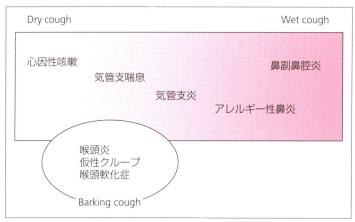

図2-13　咳嗽の性状から考える疾患

ものです．いわゆる「空せき」で，濁った音のないものが乾性咳と考えます．湿性咳と乾性咳は単に気道分泌物の量を反映しているもので，明確に分類できるものではなく，湿性か乾性かのみでは咳の原因を突き止めることはできないことにも注意が必要です．

　上記のように，レセプターの局在から考えると，化学レセプターの刺激により咳の閾値が下がって出る咳の場合には乾性咳，分泌物による物理レセプターの刺激によるものは湿性咳になると理解されます．物理レセプターは喉頭から気管上部に多く，湿性咳の多くはこの部分の刺激です．特に乳幼児は，湿性咳は咽頭の刺激によっておう吐反射を伴うことも多いものです．

　その他にも，発作性咳嗽や犬吠様咳嗽などと表現される咳があります．発作性咳嗽は百日咳が有名ですが，他にも強い咳反射をきたす疾患でも見られることが多々あります．唯一，犬吠様咳嗽は喉頭炎や仮性クループに特異的に見られるもので，咳の性状だけからほぼ診断可能です．

❷咳の持続期間による分類

　咳嗽の症状は遷延化することが多く，特に乳幼児では感冒による咳嗽が2〜4週間続くことも稀ではありません．

　日本小児呼吸器学会のガイドラインでは，8週間以上続く咳嗽を慢性咳嗽，3〜8週間未満は遷延性咳嗽としています．しかし，わが国のプライマリ・ケアは医療制度の問題から早期受診が多く，長期の経過観察は実情に合いません．便宜上，持続期間が2週間未満であれば急性咳嗽，2週間以上続く咳嗽を遷延性咳嗽とし，4週間以上を慢性咳嗽と分類するのが現状に即していると思います．2週間以上を区別するのは，プライマリ・ケアで多い鼻副鼻腔炎の治療に関係するためです．

　なお，咳は気道の異物や過剰な分泌物を外に排出するための反射であるために，原則として咳を止めることは生体にとって不利益となります．"咳を止めること"に主眼において治療すべきではなく，原因を確かめるのが先決です．

■ 急性咳嗽

　深部感染症や呼吸困難を伴わない咳の多くは風邪によるものです．咳が強くなると，しばしば保護者は不安を訴えますが，咳の強さと疾患の重症度は必ずしも相関しません．急性咳嗽の対応は，肺炎などの深部感染症と呼吸困難のリスク評価をすることが最も重要です．高熱で全身状態が不良な場合，血液検査でCRPなどの炎症反応の急激な上昇がある場合には胸部X線検査を行い，肺炎の有無のチェックを行います．咳嗽が犬吠様であれば仮性クループを考え，夜間の呼吸困難がないか注意が必要です．軽度の呼吸困難は診察のみでは診断できないこともあり，酸素飽和度（SpO_2）の値も参考にします．また，異物誤飲のエピソードがないかも確認しておく必要があります．

　呼吸困難のリスクが高くなければ，原則として急性咳嗽を治療する必要はなく，経過観察を指示します．いくつか咳止めの薬が保険適応となっていますが，科学的に効果が証明されているものはありません．最も大切なのは保護者の不安感を取ることです．子どもの咳にいわゆる"咳止め"を処方すると，保護者は咳は止めなくてはならないものだと思ってしまい，かえってストレスフルです[20]．

　湿性咳嗽が強い場合には，ハチミツを使用すれば咳嗽がやや軽減されます[21]．保護者自身で子どもの咳嗽に対処できるという点でも，ハチミツは有用であると思われます．なお，乳児ボツリヌス症の危険があるために，1歳未満ではハチミツの投与は禁忌です．

　鼻副鼻腔炎の咳嗽であれば，鼻汁の吸引と生理食塩水の点鼻を指導します．

■ 遷延性咳嗽

　まずは丁寧な診察により，咳嗽の原因を探り，患児の生活歴を確認します．乳幼児の遷延性咳嗽の多くはウイルス感染症とそれに続発する鼻副鼻腔炎によるものです．保育所などで集団生活を送っている乳幼児，兄弟からの感染を受ける児では，肺炎球菌，インフルエンザ菌を保菌することが多く，症状が長引きます．

症状が2週間以上遷延し，細菌性鼻副鼻腔炎と診断すれば，抗菌薬であるアンピシリン（AMPC）60mg/日を5日間投与します．ただし，集団生活を行っている場合は除菌を行ってもすぐに再感染しますので，除菌の意義が少なくなります．生理食塩水の点鼻をしたうえで，乳児では鼻吸引を，年長児では鼻噛みを指導すれば良いでしょう．学童では感染症よりむしろアレルギーによる咳嗽が多くなってきます．鼻腔粘膜を確認し，アレルギー様の所見の有無を確認します．アレルギー性鼻炎による咳嗽と考えれば，抗アレルギー薬を投与して経過観察を行います．

■ 慢性咳嗽

　原因不明の咳嗽が4週間以上続けば慢性咳嗽とします．最初に結核の鑑別が必要です．接触歴の確認を行い，場合によっては胸部X線検査，血液検査，ツベルクリン反応の検査を行います．結核以外の感染症ではマイコプラズマやクラミジア，百日咳菌の感染を考えます．マイコプラズマは迅速検査がありますが，それ以外は血液検査で診断することになります．ただし，抗体価が上がっていることは単に過去の感染を示すだけで，その結果でただちに咳嗽の原因と診断すべきではありません．診断は周囲の流行状況や臨床経過などを考慮し，総合的に行う必要があります．診断がつけば，マクロライド系の抗菌薬を投与します．マイコプラズマでマクロライド耐性がある場合には，トフフロキサシンあるいはテトラサイクリン系薬を投与します．ただし，8歳未満にはテトラサイクリン系薬は原則禁忌です．

　アレルギーによる咳嗽の中では，アレルギー性鼻炎，アレルギー性喉頭炎や気管支喘息によるものがあります．湿性咳嗽はアレルギー性鼻炎による咳嗽，犬吠様であればアレルギー性喉頭炎，発作性の喘鳴や呼吸困難の症状があれば気管支喘息と診断できます．なお，喘鳴を伴わない場合は慢性咳嗽の原因が気管支喘息であることは少なく，気管支喘息の診断は慎重にすべきです．

　感染症やアレルギーの他にも，気道異物，胃食道逆流現象，家庭内の喫煙による咳嗽などを鑑別する必要があります．成人と異なり，腫瘍性

疾患，心不全，薬物などが原因となることはほとんどないですが，鑑別診断の1つとして忘れないようにしてください．

器質的疾患が除外される場合，心因性咳嗽やチックによる咳嗽を考えます．これらの咳嗽は日常診療でも頻繁にみられます．乾性咳嗽であり，夜間睡眠時には消失することで容易に診断ができます．

最終的に診断がつかない場合，治療的診断を行います．咳嗽が湿性なら抗菌薬を投与，乾性なら吸入ステロイドを使用し，経過観察を行います．

F. 喘鳴の考え方
❶ 反復する喘鳴について

乳幼児は喘息様の喘鳴を伴う気管支炎を起こすことがあります．喘息性気管支炎と呼ばれる病態ですが，その実態はウイルスによる下気道炎であり，気管支粘膜が腫れたり，分泌物が溜まるため内腔が狭くなり起こる喘鳴です．特にRSウイルス感染症は症状が強く，強い喘鳴や呼吸困難を伴う場合があります．呼吸困難が強い場合には細気管支炎と診断します．

遺伝的にウイルス感染に弱く，下気道感染が起こりやすい子どもがいることがわかっています．例えばRSウイルスの感染で入院や酸素投与が必要になる子どもは，その後も下気道感染症が起こりやすいのです．IgG抗体を持つと下気道感染のリスクは下がるため，2度目，3度目の感染では症状は軽くなります．年長児まで喘鳴を反復しやすいのは，RSウイルスよりもむしろライノウイルスです．近年，ライノウイルス感染が重症化しやすい遺伝子変異がみつかっています[22]．RSウイルスは外来でも検査が可能で，実施施設も多いと思いますが，それが検出されない喘鳴の方が将来まで喘鳴症状が長引きやすく，注意が必要です．

問題は気管支喘息との鑑別です．気管支喘息の本態は気道の慢性炎症であり，喘鳴を繰り返す乳幼児では，アレルギーや大気汚染，タバコなど，気道粘膜の炎症を起こす原因がないかを探っておく必要がありま

す．なお，喘鳴そのものは将来の気管支喘息の大きなリスクではありません．一過性の感染症が原因となることが多いからです．

われわれの調査では，喘鳴が年長まで続く最大のリスクは，入院歴でした[23]．入院が必要になるほどの強い呼吸障害があり，ダニやハウスダストアレルギーなど，気道の慢性炎症を引き起こすような原因があれば，気管支喘息の発症に留意する必要があると考えて下さい[24]．

現在社会は乳幼児が大規模な集団生活を行っています．ライノウイルスやRSウイルスなど，喘鳴の原因となるウイルスがコピーを残す場が増えたわけです．さらに，多くの児が肺炎球菌やインフルエンザ菌をはじめとするさまざまな細菌を鼻副鼻腔へ保菌することになります．こういった菌は，集団生活をしていなくても，兄弟からや子育てサークルなどで他の児にも広がっていくことになります．細菌はさまざまな酵素を持ち，それを利用してウイルス感染が重症化します．こういった社会環境への変化が，喘鳴の出る子どもを増やしたのです．

❷鼻性喘鳴

喘鳴は通常は呼気性の連続性ラ音のことですが，乳児は鼻が喘鳴の原因になることが多いのです．それは上気道の形が違うからです．赤ちゃんは母乳を飲むために口腔を小さく，舌を相対的に大きくして陰圧を作りやすくしています．呼吸は鼻腔から行いますが，前節で説明したように，喉頭口が高いところにあるので，鼻腔⇒喉頭⇒気管まで空気が直接流れることになります 図2-14．こういった構造から，鼻副鼻腔炎を持つ乳幼児で鼻道に分泌物が溜まった場合，胸部で雑音を聴取することになります．年齢が大きくなると，喉頭の位置が下がってきて，鼻腔から流入した空気はいったん大きな中咽頭を通ってから気管に入ります．副鼻腔も鼻道から分離するので，同じような病態でも喘鳴を聴取することはありません．おおむね2歳頃までは，鼻性喘鳴が喘鳴の主要な原因です．乳幼児の診察では，こういった上気道の構造の違いは理解しておかなくてはいけません．

問題は小児気管支喘息ガイドラインにある乳児喘息の診断基準で

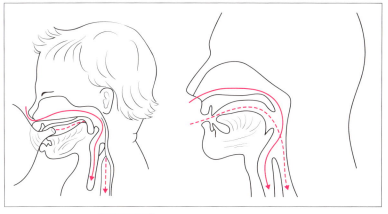

図 2-14 乳児と成人の上気道の形

す[25]．2歳までで喘鳴のエピソードを繰り返せば気管支喘息として治療しなさいとなっていますが，このような気道構造の違いは考慮されていないようです．ですので，プライマリ・ケアで多くの風邪が長引いた鼻副鼻腔炎のお子さんが喘息として治療されることになっています．

症例 8　**1歳2カ月　女児**　**主訴: 鼻汁，咳嗽，喘鳴**

- 母親が連れて来院．第2子．基礎疾患なし．
- 現病歴：1ヵ月前に保育所に入所．2週間前から膿性鼻汁と喘鳴，湿性咳嗽が続くために来院．夜間は咳嗽で起きることがある．呼吸困難は認めない．

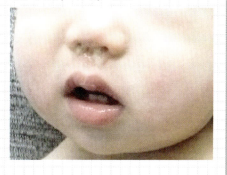

この例は典型的な鼻副鼻腔炎ですが，鼻腔を吸引して分泌物を除去す

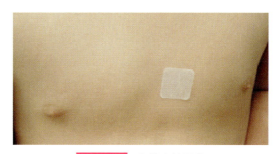

図 2-15 気管支拡張薬

ると，喘鳴が消失します．低年齢児特有の上気道の構造が理解できていないと，喘鳴を下気道由来と考えてしまい，気管支喘息や気管支炎等の病名が付けられ，気管支拡張薬が投与されることが多いようです．

喘息と診断することは「ずっと治療を続けないといけない」と，保護者を不安にさせることにつながってしまいます．また，鼻副鼻腔炎の咳嗽は分泌物が喉頭を刺激するためのものですので，気管支拡張薬を投与すると異物を排除するために必要な気管支収縮が妨げられてしまいます．声門を閉じて気管支が収縮し，気道内圧を高めることが咳の強さにつながり，異物を排除しやすくなるからです．

特に問題なのはホクナリンテープ®と呼ばれる気管支拡張薬の貼付薬です 図2-15．内服と違い，手軽に思えるのか，"咳が出れば貼るように"と指導されていることが多いようです．飲ませる手間もないので，保護者にも非常に好評で，このテープを外来で欲しがる人もいます．風邪の流行期に健診をすると，ホクナリンテープを貼っているお子さんを何人もみかけるほどです．しかし，こういった治療は効果がないばかりか，動悸や振戦といった副作用もありますし，咳の効果を弱めるために，かえって子どもを苦しめることになってしまいます．保護者はその手軽さ故に処方を望み，医師は母親の希望通り処方してしまいがちですなのですが，ホクナリンテープの使い方は十分に吟味する必要があるでしょう．

✕ やってはならない

咳嗽と喘鳴が続くことから喘息と診断．抗アレルギー薬と気管支拡張薬を投与する．

◯ 必要な医療

まずは鼻腔吸引を行い，喘鳴の原因が鼻腔にあるのか，気管支からのものかを判断する．鼻副鼻腔炎による症状であれば，鼻腔吸引と生理食塩水の点鼻を指導する．

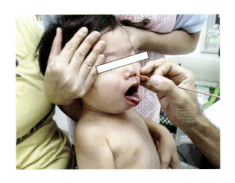

吸引はネラトンカテーテルを使い，上咽頭までの分泌物を除去する．

4. なぜアレルギーが増えた？

A. 食物アレルギーと認知エラー

　食物アレルギーの子どもが増えています．わたしたちのグループが 2014 年に大規模な調査を行ったのですが，なんと 1 歳の子どもの 4 名に 1 人は卵を制限しています[26]．その他の牛乳や小麦，大豆などを制限している子もたくさんいました．中には，卵やミルク，小麦，大豆や肉類など，アレルギーの原因になるものは一切食べさせていないという保護者もいます．過剰な食物除去は子どもの成長や発達だけでなく，免疫にも影響します．乳児期は免疫をスタートさせる非常に大切な時期です．その頃に得た抗体は，子どもの一生を左右するでしょう．現在の状況はあまりにもおかしいと思います．なぜこうなってしまったか，ここで考えてみます．

抗体は IgG，IgM，IgE など，いくつかの種類に分けられます．1960年代にアレルギーの原因として，IgE 抗体が関与しているということが分かりました．発見したのは日本人の石坂公成先生です．石坂先生はこの研究でノーベル賞候補であるとされていますが，そのくらいすごい発見だったのです．IgE 抗体がアレルギーの原因になると分かって，多くのアレルギー患者の血液が調べられました．例えば，スギ花粉のアレルギーがある人は，血液の中にスギ花粉に反応する IgE 抗体があり，ダニにアレルギーのある人は，ダニに反応する IgE 抗体を持っています．卵や牛乳などの食物アレルギーもそうです．

　こういったアレルギーの原因になる物質をアレルゲンと呼びます．アレルゲンになるのは，ほとんどの場合蛋白質です．スギ花粉に含まれる蛋白質，ダニ（正確にはダニの糞）に含まれる蛋白質，卵や小麦などの蛋白質などがアレルゲンになり，それに反応する IgE 抗体がいつの間にか作られて，症状を出します．蛋白質はアミノ酸が多数つながって作られるので，非常に複雑な形をしています．抗体は，その形に合うようにオーダーメイドで作られるものです．

　アレルギーの原因は IgE 抗体だろう．それでは，血液を取って，どんな蛋白質に反応する IgE 抗体があるか調べることができれば，アレルギーの原因が分かるのではないか．そう考えられて開発されたのが RAST 検査です．一般の方は"アレルギーの検査"と呼んでいるようです．この検査ができたことによって，原因となるアレルゲンの推定が可能になりました．あえて推定と書いたのは，RAST 検査が真のアレルギーとは必ずしも一致しないからなのですが，これは後で説明します．

　さて，RAST はさまざまなアレルギーの原因が分かる夢の検査と考えられました．非常に手間がかかるため，当初は研究レベルでないと検査ができなかったのですが，1970 年代から 80 年代にかけて，気管支喘息の子どもが増えたこともあり，一般の病院でも検査ができるように保険適用されました．その結果どこの病院でも簡単に RAST 検査ができるようになり，広く普及することになったのです．検査会社がこぞって

RASTを検査できるようなラボを開発し，専門医によってこの検査の大切さが訴えられるようになりました．

ほぼ同じ頃に，日本で食物がさまざまな病気の原因になっていると考える研究者が現れました．その代表は第4回の小児アレルギー学会の会長を務めた松村龍雄先生です．松村先生が日本における食物アレルギーの概念を作ったとされています．いくつもの著作を書かれていますが，その中に，牛乳を止めると体調が非常に良くなった．自分は牛乳を飲んでいたために，長年体調不良に苦しんでいたのだ，と思いついたことがきっかけだったと書かれています[27]．松村先生が本当にアレルギーだったのかどうかは分かりません．しかし，その後，さまざまな症状を食物アレルギーと関連付けるようになったようです．例えば，アトピー性皮膚炎は食物が原因だとして，厳格な食物除去をその著作の中で提唱しています．さらに子どもの汗疹，しもやけ，しゃっくりなどでさえ食物アレルギーの症状であると書かれています[28]．

Q 暑くなってからあせもができるのですが，心配ないでしょうか？
A あせもは食物アレルギーの症状のひとつです．暑くなって，汗腺の活動が盛んとなり，汗をかきやすくなると起こるのです．暑さと食物アレルギーがあいまってあせもが起こるのです．（以下略）

Q 寒くなってから，両頬が広く赤く腫れてきました．アトピーと関係ありますか？
A しもやけです．あせもと同じく，乳幼児に現れやすいのです．（途中　略）しもやけもあせもと同じく，食物アレルギーのひとつの症状です．しかし，あせもは急に起こり，急に消える急性症状ですが，しもやけはほとんど変わらずに長く続く慢性症状です．（途中　略）しもやけは四大アレルゲンや"下"の群（注，蛋白質をアレルゲン性によって群分けしてある）の動物性蛋白質

を除去するとだんだんによい方向に向います．また，平生からそうしていると，冬になってもしもやけにならず，またなっても，軽いようです．

Q　児がよくシャックリをしますが，なぜでしょうか？
A　シャックリは乳幼児に多く，成長すると少なくなります．食物アレルギーの症状のひとつです．急に起こり，急に消える急性症状ですから，よく観察し，努めれば，食物アレルゲンを捉えることができます．

(松村龍雄．食べもので治す子どものアトピー．東京：農村漁村文化協会；1988 [27])

　ある事象が別の事象の後に起きた場合，前の事象が原因となって後の事象が起きたと判断してしまう認知エラーを"因果関係の錯誤"と言います．人間は単なる前後関係を因果関係と勘違いしてしまうことが多いのです．特に健康問題ではこの認知エラーが強く起こります．誰でも，お腹が痛くなれば，直前に食べた食事のせいだと考えてしまいがちでしょう．

　認知エラーは個人の問題だけでなく，集団でも起こします．思い込みが大きな社会現象や大事件になったのは，世界中のいたるところでみられることです．遠い昔，キリストが病気の人を奇跡の力で治療し，その結果キリスト教は全世界に広がりました．宗教が生んできた多くの奇跡は，ほとんどの場合は認知エラーだったと思われます．中国では後漢の時代，張角という人物によって太平道という宗教結社ができました．張角は祈禱による病気平癒から民衆の人気を集め，信徒数はまたたく間に十万を超えるほどに膨れ上がり，最終的に国を滅ぼすことになりました（黄巾の乱）．日本でも奈良時代に孝謙天皇（当時は上皇）が，道教というお坊さんに祈禱をしてもらったら病気が治ったという経験から，政権中枢に道教を据え，かつての盟友であった藤原仲麻呂と日本を二分して殺し合いをする戦乱を招いています（恵美押勝の乱）．"認知エラー"が

生む思い込みはそれほど強固なものがあるのです．

　松村先生の経験や治療のほとんどは認知エラーだったでしょう．松村先生の本を読むと，食物を厳密除去するための，きわめて精緻な理論付けが行われています．こういった"治療"は，オカルト的であっても複雑で権威があるほど信じ込まれやすい傾向にあるのです．当時は多くの保護者が頑張ってさまざまな食物除去を行っていましたし，現在も食物がさまざまな健康被害の原因であると考える医師，保護者はたくさんいます．ある領域で力を持っている人が認知エラーを起こし，それを省みないと，人々に大きな影響を与えてしまうことになるのです．

B. RAST 検査の功罪

　RAST 検査が普及するに従って，アトピー性皮膚炎の患者で次々に検査され，さまざまな食物に対してアレルギー抗体を持っていることが分かりました．この結果は，アトピー性皮膚炎の原因は食物であるという思い込みを強くしました．さらに，乳児で検査すると，卵の RAST が陽性になる子どもが多く，卵がアレルギーの引き金になり，アレルギーマーチを起こす，と考える人もたくさんいました．当時，アトピー性皮膚炎や気管支喘息の患者が増えて社会問題化しており，どうにかしてその原因を突き止めようと考える医師が多かったのです．確証バイアスという言葉がありますが，仮説を検証する際に，それを支持する情報ばかりを集め，反証する情報を無視または集めようとしない傾向のことです．RAST の普及と，食物除去食の広がりは，まさに確証バイアスを起こし，認知エラーを固定化することに繋がったのです．

　ほとんどの RAST 検査は主に既にアレルギーを発症した子どもで行われます．喘息の子どもはダニの RAST が陽性になることが多い，アトピーの子どもは卵の RAST が陽性になることは多い．それは確かです．しかし，何にも症状がない子どもの中でも，ダニの RAST が陽性の子どもはたくさんいます．卵の RAST が陽性になる赤ちゃんもたくさんいます．特に乳児湿疹がある赤ちゃんは，高い割合で卵などの食物

のRASTが陽性になることが分かっています[29]．皮膚から卵が入ってくるからですが，この点については後で考察します．

　RASTが陽性の場合，単にアレルギー抗体を持っているということを示します．これを感作と呼びますが，感作と病気はイコールではないのです．この点の理解や説明が足りなかったのも大きな問題です．

　21世紀に入り，遺伝子検査が普及して，重症アトピーの子どもでは，皮膚の蛋白質の一部に遺伝子変異があることが分かってきました．つまり，アトピーの原因はアレルギーではなく，皮膚の構造異常にあるということが明確になったのです．現在は皮膚の脆弱性がアトピー性皮膚炎の慢性湿疹を作ると考えられています．食物アレルギーの症状でもっとも多いものは，皮膚に出るじんましんです．アトピー性皮膚炎の慢性湿疹とじんましんは違う皮膚の病気です．ここを混同して考えたことも，混乱に拍車をかけました．

　しかし，これまでの経過から，食物アレルギーがアトピーの原因であるという考えは現在でも根深いものがあります．乳児湿疹を，"卵を食べたからだ"と考えて受診する患者は後を絶ちません．また，長年アレルギー診療を行っている医師では，食物が湿疹を悪化させているのだ，という思い込みが抜けきらないようです．専門家ほど"思い込み"の修正は難しいのです．そのためか，今でも卵を除去して喘息を防ごう！というキャッチフレーズを時々見ます．図2-16 はよく使われる食物アレルギーのガイドブックです[30]．内容は立派なのですが，喘息は気道

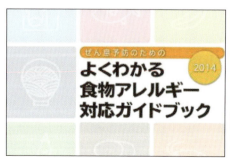

図2-16　ぜん息予防のためのよくわかる食物アレルギー対応ガイドブック2014

の慢性炎症による病気で，食べ物をどうこうして予防できるものではありません．

1990年から2000年代になると，乳児医療の制度が広がります．RASTは非常に高価な検査なのですが，乳児医療の制度があると，子どもは無料か，ごく低額の負担で何項目も検査を受けることができます．その頃は，アレルギーはもともと遺伝的に持って生まれた体質であると考えられていました．卵や牛乳，小麦やソバなどでひどいアレルギーを起こす子どものことも報道されます．だから，赤ちゃんのときに，アレルギー検査をして欲しい，と病院を受診し，あらかじめ子どもが何のアレルギーを持っているか調べておきたいという人がたくさんいました．離乳食が始まる前に，安全のために知っておきたいということです．これは母親の心理として当然のことでしょう．

C. IgEの起源

この項でIgEの由来について少し考えてみましょう．IgE抗体はアレルギーの原因になるのに，なぜわざわざ体の中に作られるのか考えたことはあるでしょうか？　さまざまな物質の体内での役割を生理作用と呼びますが，実はIgE抗体の生理作用はよく分かってないのです．しかし，人の染色体上には，他のIgG，IgM抗体などと同じく，IgE抗体を作るための遺伝子があります．遺伝子は長い進化の中で人が持ったものですが，原則としてその遺伝子がある方が生殖年齢まで生き延びる可能性が高く，子孫を残しやすいということです．抗体は微生物などの異物を認識するものですから，IgEがないと死亡率を上げるような特別な微生物がいたのでしょうか？

歴史上もっとも人が死ぬ原因になった微生物は，天然痘ウイルスだったのではないかと言われています[31]．なお，ウイルスが何であるのかが分かったのはつい最近のことです．昔の人は天然痘の流行はたたりや神様が怒っているからだと思ったでしょう．奈良時代には政権中枢にいた藤原氏の四兄弟が，遣唐使の使節が持ち帰った天然痘によって次々死

ぬなど，天然痘が猛威を振るったので，聖武天皇が仏の力にすがろうと奈良に大仏を建てたというエピソードがあります．当時としては，現在の国立競技場もしのぐ超巨大国家事業ですから，天然痘がいかに深刻だったかが分かります．もちろん，その他の細菌やウイルス，ペスト，コレラ，インフルエンザ，麻疹などの流行は，有史以来何度も多くの人の死亡に関与していました．こういったウイルスや細菌に対応する抗体は主に IgG です．IgE はほとんど関係していません．

　アレルギーや免疫の教科書には，IgE 抗体は寄生虫に対応するものであると書かれています[32]．それは本当でしょうか？　人類が寄生虫に悩まされるようになったのは，農耕が始まって定住生活をするようになってからです．居住地の近くに糞便があることで感染サイクルが作られて寄生虫の蔓延につながったのです．人が人となったのは，農耕が始まるよりはるか昔の 10 万年以上前です．体の造りそのものは当時とほとんど変わっていません．人の遺伝子は，10 万年前の生活でもっとも生存率を上げるようにできたものです．人が寄生虫に苦しめられるようになったとき，既に IgE の遺伝子は完成していたはずです．ですので，IgE の寄生虫由来説は，少々無理があります．

　こう考えると，IgE の起源は 10 万年以上前にものすごく脅威だったものであるはずです．どのような脅威があったのでしょうか？　その頃の生活を思い浮かべてみましょう．

　大きなヒントは，蚊に刺されたときの反応です．大人が蚊に刺されるとどうなるか？　プクッと腫れるでしょう．これは蚊の唾液に反応する IgE 抗体を持っているからです．プクッと腫れる反応を即時型反応と呼びます．ちなみに新生児は蚊に刺されても何も反応しません．痒くもないと思います．もう少し大きい，1 歳くらいの子どもはどうなるか？　大人より強く腫れるでしょう．固くなって，硬結と呼ばれるしこりを残すことも特

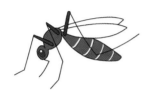

徴です．これは遅延型反応と呼ぶ反応です．人が生まれてからのステージで考えると，最初は無反応で，何度も刺されているうちに遅延型反応となり，最終的にIgE抗体が出来て即時型反応を起こすということになります[33]．何度も刺されているとIgE抗体が作られるというのは，何を意味するのでしょうか？

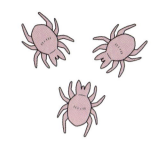

当時，人は狩猟採集生活で，定住はしていません．ですので，洞窟や簡易テントのような住居に住んでいたと考えられます．そういった生活をしてみたいでしょうか？ ちょっと無理かもしれません．特に夜は大変です．なぜか？ たくさんの虫に襲われたはずだからです．現在でもキャンプすると大変な数の虫が寄ってきます．虫は当時の人類にとって，大きな脅威だったでしょう．

虫に刺されるのはそんなに怖いことか？ と思われるかもしれませんが，虫刺されは，虫毒が体に入るだけでなく，多くの病原細菌やウイルス感染症，マラリアなどの原虫の感染を媒介します．近代でも日本脳炎が大流行した時代があります．日本脳炎ウイルスは通常の感染症のように人から人には感染しません，必ず虫に刺されて感染するのです．それでも多くの人が亡くなりました．2014年から日本でもみられるようになったデング熱もそうです．熱帯地方で感染症による死亡が多いのは，虫が多いということも一因です．

人の遺伝子が完成した狩猟採集の時代には，出産は洞窟や草原の簡易住居で行われたのですから，人は産まれた直後から数え切れないほどの虫に刺され続けたでしょう．それに伴って多くのウイルスや細菌，原虫が体内に入り，乳児のうちに亡くなることも多々あったと思われます．当時は人から人へうつるような感染症よりも，虫が媒介する感染症が多かったはずです．そこで，IgEとそれに関連する炎症が，乳児期に虫刺されによって有害なものが体の中に入るのを防ぐためにできた免疫シス

テムと考えると，さまざまなことが説明できます．

　例えば，免疫グロブリンの中でIgGは生後6ヵ月頃にならないと作られません．対してIgEは生直後からも産生されます．全ての免疫グロブリンの中でIgEが生後もっとも早い段階で作られ始めるのです．

　産まれたての赤ちゃんは，たくさんの幼弱リンパ球（ナイーブリンパ球）を持っていますが，さまざまな抗原の刺激により，リンパ球は遺伝子を組み替えて，免疫グロブリンを作るリンパ球へと変化します．図2-17に模式的に描きますが，このとき，Th1刺激に比べ，相対的にTh2刺激が強いとIgEクラスの免疫グロブリンを作るリンパ球（アレルギーリンパ球）に分化します．特に生後6ヵ月くらいまでは，Th2刺激が有意で，アレルギーリンパ球が作られやすい状況にあることが分かっています．

　また，赤ちゃんの月齢が小さいほどTARCという物質が高いことが知られています．TARCはTh2ケモカインの略で，Th2刺激を誘導し

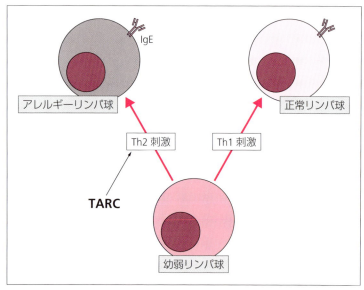

図2-17　リンパ球分化の模式図

ます．TARC が高いということは，幼弱リンパ球がアレルギーリンパ球に強く変化しているということを示します．生後すぐの予備能力がないときに，わざわざエネルギーを使って IgE 抗体を作るわけですから，そうしなければならない理由があったのです．

　IgE 抗体を持つのは人をはじめ，哺乳類だけです．爬虫類は IgE を持ちません．哺乳類と爬虫類は皮膚の構造が違います．爬虫類の皮膚は水を通さないために硬い鱗や骨の板で覆われており，虫からの攻撃に強いのです．一方，哺乳類の皮膚は薄く，体温を保つために体毛で覆われています．さらに爬虫類の体温は環境温度とほぼ同じですが，哺乳類は恒温動物のため周囲との温度差があり，虫に発見されやすいのです．現在産まれる子どもたちは，哺乳類がつむいできた遺伝子の末端です．IgE 抗体を作るための遺伝子は，進化の過程で哺乳類が虫刺されに対応したものが，今の子どもたちに受け継がれたものと考えると合点がいきます．

D. 皮膚とアレルギー

　皮膚の表面はコラーゲン線維をはじめとする蛋白質で守られています．このような蛋白質の質や量は子どもによって違います．肌がすべすべの子もいれば，がさがさの子もいるでしょう．"皮膚の強さ"は個人によって大きく異なります．

　"弱い皮膚"は湿疹を作ってしまいます．これは残念ながら遺伝します．父か母のどちらかがアトピーを持っていると，その赤ちゃんは湿疹を作ることが多いのです．そのような，湿疹のあるお子さんは，有意に卵などの食物に感作される可能性が高いことが証明されています．この"皮膚の弱さ"が食物アレルギーの発症に関わっているのは間違いありません．

　皮膚の強さを模式的に書いたのが 図2-18 です．皮膚が強い子は卵などの異物が入ってくることはありません 図2-18A ，皮膚の弱い子では容易に異物が入ってきます 図2-18B ．その異物を虫からの攻

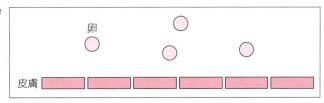
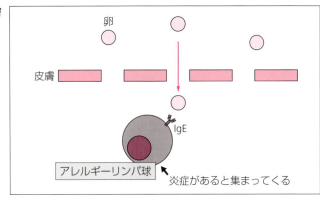

図2-18 皮膚の強さの模式図

撃と勘違いして，リンパ球がIgE抗体を作るのです．

　次にわたしのクリニックでのデータを示します 図2-19．1歳までのお子さんで，乳児湿疹があり，血液検査を行ったものです．図2-19A は，横軸に日齢，縦軸にTARCの値をプロットしたものですが，赤ちゃんが小さいほどTARCが高いということが分かります．これは，リンパ球がIgEを作るように変化している，つまり，アレルギー体質が作られているということです．

　図2-19B は，横軸に日齢，縦軸にIgEをプロットしたものです．産まれてから徐々にIgEが上がっていくのが分かります．極端に高いのはひどい乳児湿疹のお子さんです．これを見ると，IgE抗体は生まれた後に徐々に作られるようになるものであると分かります．アレルギーはもともと持っている体質ではなく，生まれてから作られるものなのです．

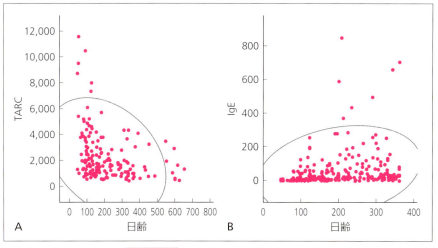

図2-19　生後日数とTARC，IgE

　現在では虫に刺されるということはきわめて少なくなりました．特に赤ちゃんが虫に刺される機会は少ないでしょう．その代わり，狩猟採集の時代と違い，現在の住環境の中はさまざまな蛋白質にあふれています．人が人となって以来，現在ほど赤ちゃんの周りに食物が存在する時代はなかったのです．家の中で誰かがクッキーを食べると，割った瞬間に細かい食物抗原が舞い上がって，住環境中にばらまかれます．これがアレルゲンとなり，皮膚から侵入してアレルギーを作るのです．また，現在の住宅は機密性が高く，環境中に存在するアレルゲンを減らすことは難しいということもあります．食物アレルギーは典型的なミスマッチ病なのです．

E. 医原病としての食物アレルギー

　赤ちゃんはもともと肌が弱く，異物の蛋白質が入ってくることがあります．卵は非常にポピュラーな蛋白質です．さまざまな食物の中には卵が含まれています．現代では，卵に対するIgE抗体を持ち，RAST検査で陽性になる赤ちゃんはたくさんいます．特に口の周りは，母乳を飲ん

だとき，食物を食べたときに皮膚に付くところで，食べたときに反応することが多いのです．わたしたちの調査では，乳児の約17％が食後に顔などの部分的なじんましんを経験していました[26]．

　この程度の症状は当たり前のようにあるのですが，何らかの症状が出れば，母親は驚いて食物アレルギーだと考え，病院を受診することが多いでしょう．実は，過去には少しずつ食べさせなさいという対応が一般的でした．ところがRAST検査の普及に伴い，アレルギーの数値がビジュアル化されてしまったようです．例えば，図2-20 はRAST検査ですが，このような検査結果を見せられるとどうでしょうか．

　この母親は，アレルギーが心配で血液検査をしてもらったら，卵アレルギーがあった．何とか食べさせたいということで来院されました．実はこの程度の結果は軽く感作されているというだけで，ほとんどは食べさせても反応が出ません．しかし，母親は「赤ちゃんは何かアレルギーを持っているかもしれない」と考え，わざわざ血液検査を受けに病院を受診したわけです．この結果を見ると，あまり食べさせる気にならないでしょう．実際，現在でもRASTの結果で何らかの反応がみつかると，しばらく食べさせないように，という指導が一般的です．わたしたちの研究結果でも，食物制限の理由として，血液検査をあげる保護者が最多でした．

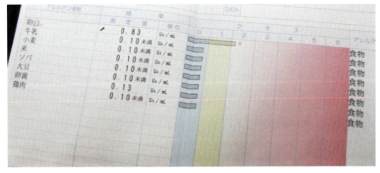

図2-20　RAST検査

現在の医療制度はフリーアクセスで，患者はどこを受診しても良いし，さらに病院の収益は患者数に比例します．医師は来院してもらうためには，保護者の満足度を高めないといけないのです．例えば，軽い湿疹でもアレルギーを心配して，血液検査を希望して来られるとします．診察医が必要性はないと判断して，拒絶すると，母親は他の医療機関に行って調べてもらうでしょう．母親の希望通り検査する方向に強くインセンティブが働きます．結果，何らかの陽性反応が出ることは非常に多いのです．そうすると医師としては，食べさせて何かあったら困る，という思いがあり，"念のため"食べさせないで下さい，と指導してしまいがちです．このようにして，RAST検査が普及すればするほど，"食べさせない"という選択をする医師と保護者が増えたのです．その結果，冒頭で書いたように，1歳の子の4人に1人は卵を制限をしている，という異常な事態を招いてしまったわけです．

　さらにアレルギーの専門医がリスクを強調し過ぎることも問題です．専門医は大学病院や専門病院などで，既にアレルギーが完成してしまった重症の児の診療にあたることが多い．そういった医師が各地で講演したり，メディアに出ることで情報発信をすると，専門医の持つ経験が一般化されてしまうことになります．専門医が善意で行っている活動が，知らず知らずのうちに"リスクの強調"になってしまっており，それが母親たちの"アレルギーを起こしやすい食物を食べさせることに慎重になる"という姿勢を作ってしまっています．

Column 2　カルト化を防ごう

　カルトは新興宗教でよく使われる言葉ですが，一般社会にも多々存在します．カルトは必ず首謀者がいて，怒り，恐怖，不安感といった感情を利用して，人々をコントロールします．人間は，無意識のうちに感情によって情報の取捨選択をしてしまいます．それを利用して入力される情報をコントロールするのです．

　子どもの健康に関することは，保護者が恐怖を感じやすいので，カル

トが発生する素地が大きいと言えます．代表的なのは，アトピー性皮膚炎でのステロイド軟膏否定論でしょうか．アトピーは代表的な慢性疾患で，根治的な治療はありません．根治治療がないという不満を利用し，ステロイド軟膏の危険性をことさらに訴えて患者の恐怖心を呼び起こす医師がいます．健康被害があり，怒りや不安を抱える人々をコントロールするのは容易です．アトピーの患者が 1,000 万人として，20 人に 1 人がその意見に賛同するだけで，50 万人という大変な数になります．一方，ステロイドを完全否定する医師はごく少数です．だからこそ，たくさんのステロイドを否定したい患者が集まり，その結果として医師もますます信念を強くしていきます．情報の一元化が進んでいくことでカルト化してしまうのです．なお，アトピーの治療にステロイド軟膏は必須ではありませんが，使ってはいけないという指導は極端すぎて，子どもと家族の QOL を落としています．

　反ワクチンのカルト化も同じです．ワクチン接種には一定のリスクが伴います．そのリスクは社会が許容する範囲であることが必要ですが，反ワクチンを訴える医師や団体がリスクを過剰に宣伝して政治的に利用することがあります．また，ワクチンの後に何らかの有害なことが起こった場合には，ワクチンと結びつけて考えがちです．そこに因果関係があるかどうかは，慎重に見極めないといけないのですが，反ワクチンの人々は，そこで保護者の怒りの感情を引き出して，カルト化させることで利用しています．

　そのように大規模でなくても，子どものためと熱心に"治療"することは，保護者の"治療しなければ治らない"という意識を作り，病気に対する恐怖心を生み出していることがありますし，卵を除去しなさいという指導は，食物恐怖症を作っています．日本のような医療機関が自由に設立できて，しかも医師の裁量権が大きく，診療内容に規制がない場合には，カルト化した医療機関がたくさんあります．いったん思い込んだ保護者は，視野が狭くなってしまうので，異なる意見に耳を貸そうとしません．良心的な医師が，やりすぎの治療や食物除去は止めた方がよいとたしなめても，説得するのは難しいことがあります．その結果，子どもの成長・発育に影響が出るかもしれません．こういった医療の最大

の被害者は子ども達なのです．

　残念ながら，社会の巨大なシステムが，小児医療をゆがめている側面はあると言わざるを得ないでしょう．小児医療に携わる医師は，常に自問自答を行いながら，自らの診療を修正していかなくてはいけないのです．

F. アレルギーを防ぐ

　では，アレルギーを作らないようにするにはどうすればよいでしょうか？

　ひとつにはスキンケアをすることだと言われています．確かに乳児の肌をきれいに保てば，異物が入りにくくなったり，皮膚の下でリンパ球などの炎症性細胞がいなくなったりと，理屈の上ではアレルギーを防ぐことができそうです．湿疹が軽くなればTARC値が下がりますので，Th2刺激が減るために，アレルギー抗体を作りにくくなるのは間違いありません．ただ，長期的に見れば，スキンケアがアレルギーを減らすというはっきりした証拠は今のところ見当たりません．現代の母親は不安感が強く，少子化で子育ての経験値も高くありません．あまり声高に"皮膚をきれいに保て"と言ってしまうのは，リスクを過剰に伝える恐れがあります．非常に軽度の湿疹も心配する保護者を作ってしまい，不安感の増強という副作用を伴うかもしれません．

　もっと簡単な方法はあるでしょうか？　実は卵をはじめ，ピーナッツなど，食物アレルギーの原因になりやすいものを，食べさせている群，除去をしている群を比較すると，前者の方がアレルギーははるかに少ないのです[34, 35]．特に乳児期から長く，厳格な制限をすると，食物アレルギーが重症化し，治りにくくなります．現時点で食物アレルギーを防ぐもっとも確実な方法は，"適切に食べさせる"ということなのです．

　なぜ"食べれば治る"のでしょうか？　食べると，その物質に対するIgG4抗体が作られることが知られています．簡易的に書くと，卵に対するIgE抗体を持っていても，それを上回るIgG4抗体を持っていれば，

食べたとしても何も症状が出ません．逆に IgE 抗体が少なくても，IgG4 抗体がなければ強い症状を出してしまうのです[36]．

　図 2-21 は血液の中の卵の IgG4 抗体を調べた調査です[37]．白は生後 4 ヵ月から 8 ヵ月の赤ちゃんに卵を食べさせない群，ピンクは卵を少しずつ毎日食べさせた群です．

　生後 4 ヵ月では差はないですが，8 ヵ月，12 ヵ月となるに従って，ピンクのグラフが延びています．食べさせることで，IgG4 抗体ができるということです．食べさせた群では逆に IgE 抗体は下がるということも分かっています．なお，この論文では食べさせた量が卵 1/6 個相当の蛋白質と非常に多く，何らかのアレルギー反応が出た赤ちゃんが多数いたそうです．これまで述べたように，現代の赤ちゃんは卵に感作されていることが多いのですから当然です．もっと少量で開始すれば，アレルギー反応を回避しながら，免疫を誘導することは可能でしょう．

　まれに，子どもをアレルギーにしたくないからと，原因となりそうな

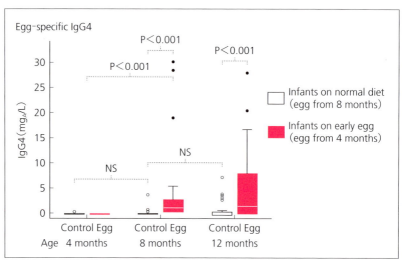

図 2-21　血液中の卵の IgG4 抗体

(Palmer DJ, et al. J Allergy Clin Immunol. 2013; 132: 387-92 [37])

食物を多種類除去している保護者がいます．食事に対する不安感からでしょう．しかし，それは逆にアレルギーを作っているようなものです．免疫システムは乳児期にもっとも活発に活動します．この時期に不要な除去をすることは，赤ちゃんの生涯にまで影響してしまうかもしれません．

また，外来を行っていると，血液検査の結果，それまで食べていたのにも関わらず卵や牛乳，小麦などを制限するように指導されている赤ちゃんがいます．RASTの検査が普及したお陰で，不要な除去指導をされてしまうことにつながっているようです．

保護者は不安感からアレルギー検査を求める，医師の方もリスクを避けるために除去食を勧める．しかし，本当に考えてあげなければいけないのは，子どもの未来です．健全な成長と発達のために，何をしなければいけないのか，よく考える必要があるでしょう．

さて，そろそろ結論です．食物アレルギーが増えたのは，多くの保護者がRAST検査を希望し，除去しなさいという指導が普通になってしまったからです．ゼロリスクを求めて"子どものため"と熱心にアクションすることは，かえって子どもを苦しめることも多いのですが，食物アレルギーはその典型例だと思われます．

G. 食物アレルギーの危険性

病気の危険性をもっとも表すのは死亡率です．どのくらいの人が食物アレルギーで亡くなっているかを見れば，その危険性は分かるでしょう． 表2-1 は日本におけるアナフィラキシーによる死亡者数ですが，原因の最多は医薬品です．次はハチに刺されることであり，食物アレルギーで亡くなる人は2～5名くらいのようです．なお，これは成人を含めてのデータです．子どもの間にアナフィラキシーで亡くなるお子さんは，数年間に1名というレベルです．子どもに卵を食べさせることはしなくても，抗菌薬を飲ませるのは平気な母親がいますが，リスクという点では非常におかしな話です．

表2-1 日本におけるアナフィラキシーによる死亡者数

西暦(年)	2006	2007	2008	2009	2010	2011	2012	2013
年間死亡者数(人)	56	66	48	51	51	71	55	77
ハチ関係	20	19	15	13	20	16	22	24
食物	5	5	4	4	4	5	2	2
医薬品	34	29	19	26	21	32	22	37
血清	1	1	0	1	0	0	0	1
詳細不明	6	12	10	7	6	18	9	13

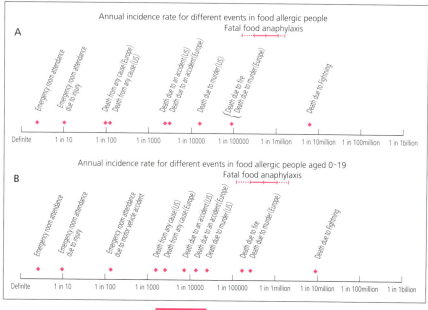

図2-22 死因の比較
(Umasunthar T, et al. Clin Exp Allergy. 2013; 43: 1333-41 [38])

　他の死因と比較すると，食物アレルギーによる死亡は，雷にうたれて死ぬよりはリスクは高いですが，殺人に巻き込まれて死ぬよりもリスクは低いということになります 図2-22 [38].
　食物アレルギーでの死亡事故はゼロではありません．しかし，これま

で書いたように，きわめてまれです．稀少な事故だからこそ，ニュース性があり，大きく報道されることもあります．マスコミによってリスクが強調されてしまうということです．そういった情報は，不安感が強く，リスクに過敏な人々の，"赤ちゃんには食べさせない"という行動につながってしまい，食物アレルギーを増やしてしまっているのです．

H. アレルギーは治療よりも予防

　食物アレルギーのようなミスマッチ病には，必ず原因があります．これまで日本では，既に発症してしまったアレルギーの子どもで，いかに症状を抑えるか，という点に関しての研究が主に行われてきました．しかし，それは言わば対症療法であり，ほとんどの治療は単にアレルギーの反応を一時的に出ないようにしているに過ぎません．アレルギーは場合によっては生涯に渡って続く体質となります．必要なのは，いかに予防するか，という視点です．特に食物アレルギーは，赤ちゃんにいかに安全に食べさせるかを考えなくてはいけません．それをするのは，赤ちゃんが小さい頃から受診するプライマリ・ケアの小児科医の役割だと思います．無駄な制限，不要な除去食の指導を行っていないか，多くの医師が考えてみる必要があります．

症例 9　　生後 7 ヵ月　男児　主訴：口周囲の発赤

- 母親が連れて来院．第 1 子．基礎疾患なし．
- 現病歴：これまで卵を食べたことはなかった．1 時間前に卵ボーロを食べさせると，15 分ほどで顔面の発赤が出現．驚いて近医を受診した．

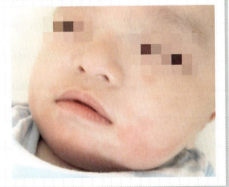

このような子どもが外来を受診することは多いと思われます．まず，初めて卵を食べたということと，食べた後に30分以内で症状が出たということから，卵による反応であることはほぼ特定されます．**表2-2**に食物アレルギーガイドライン2016から抜粋した食物アレルギー症状の重症度分類を示します．グレード1の軽症と判断できます．

　こういった例では保護者は検査を求めることが多いと思います．RASTの検査を行えば，ほとんどの場合は感作されているため，卵白やオボムコイド（加熱した卵白の抗原）が陽性になることでしょう．その結果を見せられれば，保護者は卵を食べさせるのをためらうことになります．しかし，実際は食べさせても危険なことはなく，何日か食べさせている間に反応は消えていきます．

　もっとも良い方法は，目の前で少量の卵白を食べさせてみることです．医療機関であれば，万が一アナフィラキシーが起こっても対応ができます．それをせずに，「自宅で少しずつ食べさせて下さい」という指導では，食べさせられない保護者が多いでしょう．

✗ やってはならない
　血液検査を行ったうえで，食物除去を指示する．

○ 必要な医療
　軽微な症状なので，食物除去は行わない．食べさせる方法を考える．卵ボーロなら，毎日1個ずつ食べさせていればこのような反応は出なくなる．その後に徐々に量を増やしていく．保護者の不安感を取るために，危険な反応ではないことを説明する．

表 2-2　食物アレルギー症状の臨床所見による重症度分類

		グレード1（軽症）	グレード2（中等症）	グレード3（重症）
皮膚・粘膜症状	紅斑・蕁麻疹・膨疹	部分的	全身性	―
	瘙痒	軽い瘙痒（自制内）	強い瘙痒（自制外）	―
	口唇, 眼瞼腫脹	部分的	顔全体の腫れ	―
消化器症状	口腔内, 喉頭違和感	口, のどの痒み, 違和感	咽頭痛	―
	腹痛	弱い腹痛	強い腹痛（自制内）	持続する強い腹痛（自制外）
	嘔吐・下痢	嘔気, 単回の嘔吐・下痢	複数回の嘔吐・下痢	繰り返す嘔吐・便失禁
呼吸器症状	咳嗽, 鼻汁, 鼻閉, くしゃみ	間欠的な咳嗽, 鼻汁, 鼻閉, くしゃみ	断続的な咳嗽	持続する強い咳き込み, 犬吠様咳嗽
	喘鳴, 呼吸困難	―	聴診状の喘鳴, 軽い息苦しさ	明かな喘鳴, 呼吸困難, チアノーゼ, 呼吸停止, $SpO_2 \leq 92\%$, 締めつけられる感覚, 嗄声, 嚥下困難
循環器症状	脈拍, 血圧	―	頻脈（+15回/分）, 血圧軽度低下[*1], 蒼白	不整脈, 血圧低下[*2], 重度徐脈, 心停止
神経症状	意識状態	元気がない	眠気, 軽度頭痛, 恐怖感	ぐったり, 不穏, 失禁, 意識消失

[*1]: 血圧軽度低下：1歳未満＜80mmHg, 1〜10歳＜[80+（2×年齢）mmHg], 11歳〜成人＜100mmHg

[*2]: 血圧低下：1歳未満＜70mmHg, 1〜10歳＜[70+（2×年齢）mmHg], 11歳〜成人＜90mmHg

（柳田紀之, ほか. 日小ア誌. 2014; 28: 201-10 より改変）

症例10 生後9ヵ月　女児　主訴：全身じんましん

- アレルギーのことを考えて，卵を食べさせるのを躊躇していた．生後9ヵ月になり，ゆで卵を1/2個食べたところ，30分で全身じんましんが出現したため来院．軽度の咳嗽を伴う．

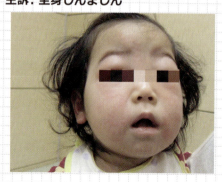

　アレルギーに慎重になりすぎたあまり，卵を食べさせるのが遅れて，耐性ができなかったために症状が出た子どもです．皮膚の症状が強く，軽度の呼吸器症状が出ていますので，食物アレルギー症状のグレード2です．見た目が派手なので，診察者も強くリスクを感じてしまうかもしれません．しかし，血圧が下がっていなければ危険性はありません．数時間で自然に消失します．こういった例では，卵の摂取量を減らして，毎日食べさせることで耐性が誘導できます．危険な症状が出なければ，できるだけ除去しない方がアレルギー予後は良いのです．このケースは，メレンゲの入ったミックスパウダー（p.154-5参照）7.5mgを食べさせるのを2週間，20mgを2週間続け，その後に卵白を食べさせることで症状が消失しました．

❌ やってはならない
期限を決めずに食物除去を指示する．

⭕ 必要な医療
院内で負荷した後に，少量ずつ卵白抗原を食べさせる．数週間でIgG4抗体が上がることで症状が出なくなるため，月齢や症状に応じて食べさせるタイミングを指示する．

Column 3　ゼロリスクの罠

　食物アレルギーがあまりにもクローズアップされすぎて，そのリスクが強く強調されているように思います．ここではエピペン®という薬の普及を通して食物アレルギーのリスクについて考えてみたいと思います．

　食物アレルギーの症状で，もっとも怖いのがショック（アナフィラキシーショック）です．ショックは血圧の低下によって起こる症状で，重篤な場合は命にかかわります．ショックを起こした場合，緊急に血圧を上げる薬が必要です．その代表がアドレナリンで，アドレナリンを簡単に注射できるように開発されたのがエピペン 図2-23 です．エピペンは医療機関で処方できるので，ショックの可能性がある子どもでは，手元に持っておき，ショックが起これば自己注射するように指導されることがあります．そこに問題点が隠されています．

　エピペンはもともとは蜂アレルギーの人のために開発された注射薬です．養蜂所などで働く人は何度も蜂に刺されます．すると，蜂の毒素に対するアレルギー抗体が産生されるので，刺された後にひどいアナフィラキシーを起こすことがあるのです．養蜂所は田舎にあることも多いでしょう．病院が遠いし，アナフィラキシーショックは急激に進行します．そこで，ひどいアナフィラキシーになったことがある人はエピペンを常に携行し，次回刺された時に自分で注射することで，血圧下降などのショック症状を予防するのです．ショックさえ起こさなければ意識は保たれますので，命を落とすことは少なくなるでしょう．

　こういった使い方だと，いつ打つのかは明確です．蜂に刺されやすい危ない状況ははっきりしている．打つのも

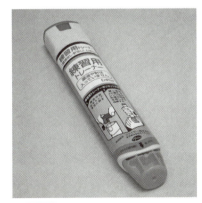

図2-23　エピペン（練習用トレーナー）

自分だし，蜂に刺されたのも感覚で分かるからです．痛い！　刺された！　と思ったら，すぐに自分で打てば良いわけです 図2-24．

　その後，エピペンの適応は食物アレルギーにまで広げられることになりました．同じアナフィラキシーショックを起こした場合，食物アレルギーにも効くだろうってことです．理屈としてはその通りですが，いくつかの落とし穴があります．

　まず蜂の場合と違って，食事は日常的に行うものです．食物アレルギーがある子どもでいつ誤食するか予測はできません．また，誤食もすぐに明確にはなりません．特に乳幼児の場合は誤食したかどうか，みつけるのが困難なことが多くなるでしょう．誤食を起こした場合も，食物アレルギーの症状の大多数はじんましんなどの皮膚症状です．その他は嘔吐や下痢などの消化器症状，まれに喘息が出ることもあります．アナフィラキシーの中でエピペンがもっとも効果を発揮するショック症状はまれなことなのです．

　エピペンが食物アレルギーのお子さんに処方できるようになってから，飛躍的に需要が増えました．食物アレルギーは蜂アレルギーより桁違いに多いからです．エピペンを販売しているメーカーは販売促進のためにキャンペーンを行い，多くの医師がエピペンを処方することになって，急速に普及しました．医師も保護者も，"何かあったら困る"という思いは共通だからです．しかし，子どもは家庭にいるだけではありません．保育所や幼稚園，学校に通っています．現場にいる全ての人間が

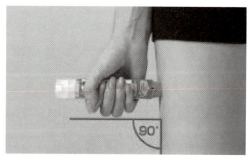

図2-24　エピペンの打ち方

対応すべきだと考える医師もいます．

　エピペンが処方されている子どもで，アナフィラキシーショックを疑う場合，ただちにエピペンを打つこととなっています．しかし，ここには大きな問題があります．上のように蜂アレルギーの場合は，「いま，打ったほうが良い！」と判断するのはほとんど自分です．ところが，子どもの場合は他人が判断しなければならないのです．アナフィラキシーショックは決まった症状が出るわけではなく，医師であってさえ，症状が出れば速やかに確実にエピペンを打てるか？　というと難しいかもしれません．ましてや保育所や幼稚園，学校で，エピペンを打つのを全ての保育士や教諭に求めるのは，非常に厳しいと思われます．

　実はエピペンの普及が子どもをどの程度守っているのかは，詳しく検証されていません．例えば，学校でエピペンを打てるようにして，その効果を調べるもっとも確かな方法は

①エピペン導入前の給食誤食による年間死亡児童数
②導入後の誤食による年間死亡者数

①と②を比較して，統計学的に有意な減少があればエピペンは有効な手段である，と言えます．全国の学校でエピペンを使用できるようにして，アナフィラキシーによる死亡児童を年間5名減らすことができた！というのであれば素晴らしい成果です．しかし，これだけエピペンの啓発活動が行われて，死亡者数が減ったという結果はいまだ報告されていません．いくつかエピペンを使用した報告はあるものの，単に症状が出たから打った，という報告だけなのです．そもそも日本では学校給食の誤食によるアナフィラキシー死亡はきわめてまれです．エピペンの導入前には1名それらしい死亡があったのみです．

　エピペンが食物アレルギーへ使われるようになったのは，米国が先行したものです．実は，欧米では食物アレルギーによる死亡は，日本よりはるかに多いのです．年間100名以上は亡くなっているとされていますが，その主要な原因はピーナッツなどのナッツ類です．食物アレルギーの重篤度を原因別に比較すると，ナッツ≫卵，牛乳，小麦です．一方，日本ではナッツ類に対するアレルギーはそれほど多くありません．これは日常的にナッツを食べる習慣がないからだと思われます．日本で

の食物アレルギーは卵，牛乳，小麦，が多いので，重篤なアナフィラキシーのリスクは欧米ほど高くありません．だから死亡者数も少ないわけです．

さらに，もう少し視野を広く見て，学童での食物アレルギーによる死亡リスクを他のリスクと比較してみましょう．下の 表2-3 は平成24年度の学校での死亡統計です[39]．もっとも目立つのは，心疾患での突然死です．これは，多くは運動中に起こります．通常のスクリーニング検査では診断が困難な心疾患を持っている子どもは一定の割合でいるのです．心電図のスクリーニング精度をより上げることと，AED（自動体外式除細動器）などの救命装置の導入が必要です．その他小学校での溺死，中学校・高等学校での頭部外傷が目立ちます．頭部外傷の主要な原因は柔道です．高等学校以上では熱中症に注意が必要です．運動強度が上がり，しかも，長時間になるためと思われます．

忘れてはならないのは，学童年齢の虐待死も多いということです．これは年間10人足らずです．実は学童期の死亡リスクでもっと大きいのは，自殺です．平成26年のデータでは，小学生で18人，中学生で99人，高校生ではなんと213人が自殺しています[40]．自殺は教育レ

表2-3 学校での死亡統計（平成24年）

		小学校	中学校	高等学校 高等専門学校	特別支援学校			幼稚園・ 保育所	統計
					小	中	高		
突然死	突心臓系	4	6	12		1	1		24
	突中枢神経系	1	2						3
	突大血管系	1	3	2	1			4	11
	小計	6	11	14	1	1	1	4	38
頭部外傷		1	5	7					13
溺死		4		1	1				6
窒息死(溺死以外)			5			1	1		7
内臓損傷		2	4	3					9
熱中症				5					5
全身打撲			1	1					2
その他			1	1					2
統計		13	27	32	2	1	2	5	32

ベルで予防することができます．ここも教師は関与すべきでしょう．

　学校で子どものリスク管理を進めていくのは当然のことです．しかし，リスクの大きいものが優先です．リスクが極少のものに対策を行っても，費用対効果が悪すぎますし，そのためにかかる手間費，人件費も無尽蔵にあるわけではありません．

　子どもが大切なのは当たり前です．しかし，リスクをゼロにしろ！という主張は，逃げ水を追うようなもので，現場が疲弊するだけではないでしょうか．しかも，そういった努力が学校での重大事象を防ぐことができるのかは，十分に検証されていないのが実情なのです．

　もちろん，エピペンによる治療を完全に否定するわけではありません．一部の食物アレルギーのお子さんは，重症のアナフィラキシーを引き起こします．そういった子どもの治療の選択肢が増えたのは良いことです．しかし，その一方で，アナフィラキシーのリスクを回避するために，軽症の症状でも処方されることもあります．"念のため"の処方は保護者に強くリスクを感じさせることになり，日常生活のストレスを増やしてしまうのです．1度エピペンを使わなければならないとレッテルを貼られると，ずっとアレルギーのある食べ物を食べさせることはできませんし，エピペンの使用期限は短いですから，何年かごとに更新していかなくてはいけません．

　食物アレルギーやエピペンの啓発活動に関して，再度冷静な議論が必要です．薬剤メーカーのコマーシャルや専門医によるリスク啓発活動は，適切な範囲に留めないといけないのです．

文献

1) ダニエル・E・リーバーマン．人体600万年史．東京：早川書房；2015．
2) 田家　康．異常気象が変えた人類の歴史．東京：日本経済新聞社；2014．
3) スティーブン・ピンカー．暴力の人類史．東京：青土社；2015．
4) 山本太郎．感染症と文明．東京：岩波書店；2011．
5) 武内　一．保育園入園1年間での上咽頭培養の変化．小児感染免疫．2007; 19: 399-403．
6) 豊原清臣，中尾　弘，松本壽通，監修．開業医の外来小児科学．改訂6版．東京：南江堂；2013．
7) 西村龍夫．小児科開業医で経験した血液培養陽性例25例の臨床的検討．日児誌．2008; 112: 1534-42．
8) 下村国寿，青木知信，稲光　毅．3ヶ月未満の発熱児の一次医療施設での管理―CRP値を指標にして―．日児誌．1998; 102: 885-92．
9) 日本小児呼吸器学会．小児の咳嗽診療ガイドライン．東京：診断と治療社；2014．
10) 岩堀修明．図解・内臓の進化（ブルーバックス）．東京：講談社；2014．
11) 坂井建雄，橋本尚詞．ぜんぶわかる人体解剖図．東京：成美堂出版；2010．
12) 厚生労働省 HP．http://www.mhlw.go.jp/toukei/saikin/hw/jinkou/tokusyu/furyo10/01.html
13) Mazzone SB. An overview of the sensory receptors regulating cough. Cough. 2005; 4: 1-2.
14) 武山　彩，橋本浩一，川崎幸彦，他．RSウイルス迅速診断の有用性と問題点―定量的リアルタイムPCR法をスタンダードとした検討―．小児感染免疫．2010; 22: 337-42．
15) 閦府寺　美，木野　稔，伊藤正寛．インフルエンザにおける鼻腔中ウイルスと臨床的重症度との関連性．2008年度大阪小児感染症研究会助成による研究成果報告書．
16) Short KR, Habets MN, Hermans PW, et al. Interactions between *Streptococcus pneumoniae* and influenza virus: a mutually beneficial relationship? Future Microbiol. 2012; 7: 609-24.
17) Yu D, Wei L, Zhengxiu L, et al. Impact of bacterial colonization on the severity, and accompanying airway inflammation, of virus-induced wheezing in children. Clin Microbiol Infect. 2010; 16: 1399-404.
18) Jartti T, Kuneinen S, Lehtinen P, et al. Nasopharyngeal bacterial colonization during the first wheezing episode is associated with longer duration of hospitalization and higher risk of relapse in young children. Eur J Clin Microbiol Infect Dis. 2011; 30: 233-41.
19) Chang AB, Glomb WB. Guidelines for evaluating chronic cough in

pediatrics: ACCP evidence-based clinical practice guidelines. Chest. 2006; 129: 260-83S.
20) 西村龍夫, 田辺卓也, 黒瀬裕史, 他. 小児科外来を受診した軽症気道感染症の経過に影響する因子について. 外来小児科. 2014; 17: 137-44.
21) Paul IM, Beiler J, McMonagle A, et al.Effect of Honey, Dextromethorphan, and No Treatment on Nocturnal Cough and Sleep Quality for Coughing Children and Their Parents. Arch Pediatr Adolesc Med. 2007; 161: 1140-6.
22) Bockkov YA, Walters K, Ashraf S, et al. Cadherin-related family member 3, a childhood asthma susceptibility gene product, mediates rhinovirus C binding and replication. Proc Natl Acad Sci U S A. 2015; 112: 5485-90.
23) 西村龍夫, 橋本裕美, 絹巻　宏. 就学前の小児を対象にした喘鳴の疫学的調査. 外来小児科. 2014; 17: 145-51.
24) Illi S, von Mutius E, Lau S, et al. Perennial allergen sensitisation early in life and chronic asthma in children: a birth cohort study. Lancet. 2006; 368: 763-70.
25) 日本小児アレルギー学会. 小児気管支喘息治療・管理ガイドライン 2012. 東京: 協和企画; 2011.
26) 西村龍夫. 1歳児を対象にした食物アレルギー症状と制限食の実態調査. 日本小児アレルギー学会誌. 2015; 29: 555.
27) 松村龍雄. 食べもので治す子どものアトピー. 東京: 農山漁村文化協会; 1988.
28) 松村龍雄. アトピーを治した. 東京: 農山漁村文化協会; 1990.
29) Hill DJ, Heine RG, Hosking CS, et al. IgE food sensitization in infants with eczema attending a dermatology department. J Pediatr. 2007; 151: 359-63.
30) https://www.erca.go.jp/yobou/pamphlet/form/00/archives_24514.html
31) 加藤茂孝. 人類と感染症の歴史. 東京: 丸善出版; 2013.
32) 西村尚子. 知っているようで知らない免疫の話. 東京: 技術評論社; 2010.
33) 夏秋　優. Dr.夏秋の臨床図鑑　虫と皮膚炎. 東京: 学研メディカル秀潤社; 2013.
34) Koplin JJ, Osborne NJ, Wake M, et al. Can early introduction of egg prevent egg allergy in infants? A population-based study. J Allergy Clin Immunol. 2010; 126: 807-13.
35) George DT, Graham R, Peter HS, et al. Randomized trial of peanut consumption in infants at risk for peanut allergy. N Engl J Med. 2016; 375: 398.
36) Okamoto S, Taniuchi S, Sudo K, et al. Predictive value of IgE/IgG4

antibody ratio in children with egg allergy. Allergy Asthma Clin Immunol. 2012; 8: 9.
37) Palmer DJ, Metcalfe J, Makrides M, et al. Early regular egg exposure in infants with eczema: A randomized controlled trial. J Allergy Clin Immunol. 2013; 132: 387-92.
38) Umasunthar T, Leonardi-Bee J, Hodes M, et al. Incidence of fatal food anaphylaxis in people with food allergy: a systematic review and meta-analysis. Clin Exp Allergy. 2013; 43: 1333-41.
39) 学校の管理下の死亡・障害事例と事故防止の留意点〈平成24年版〉.
40) 内閣府ホームページ．第2章 平成26年中における自殺の内訳．http://www8.cao.go.jp/jisatsutaisaku/toukei/pdf/h26joukyou/s2.pdf

3 小児科外来に必要な知識と設備

1. 専門医から総合医へ

　近年は医療全体の流れが変化しているので，最初にそのことを指摘しておきます．これまで，日本の医療は専門性を高める方向に進歩してきました．内科医は成人の内科疾患を，小児科医は子どもを，耳鼻科医は耳や鼻を，眼科医は眼を，皮膚科医は皮膚を診る．さらには，臓器別，病気別に患者を診ることが普通になっています．患者も専門性が高い医師の診療を受けたいと考えることが多く，軽い症状でも専門医や大病院を受診するといった行動につながっています．

　しかし，そういった医療ばかり発達することがさまざまな弊害を生んできました．専門医は総合医とは異なります．自分の専門領域のことは詳しいのですが，全てのことに精通しているわけではありませんし，むしろ専門外に関しての知識は希薄です．専門医の役割はその病気に先鋭的に取り組むことなので，それで構わないのですが，患者にとって大切なのは病気のことだけではありません．図 3-1, 3-2 のように病気は子どもの生活のごく一部であり，医療はそこにバランス良く介入する必要があるのですが，それが専門医では難しいのです．

　小児科外来でよく経験することですが，何らかの慢性疾患を持つ子どもが，幼少期より専門医にずっと通院しているのに必要な予防接種を受けておらず，驚くことがあります．ハンディキャップを持っている子どもほど予防接種で日常生活の感染リスクを下げておく必要があるのですが，主治医があまりに原疾患にフォーカスしすぎていると，そういった普段の生活には考えが及びにくいのです．

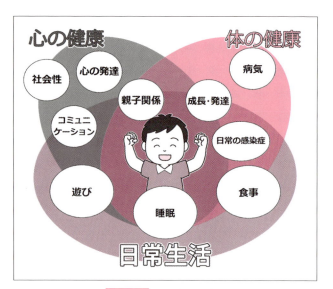

図3-1　子どもの生活

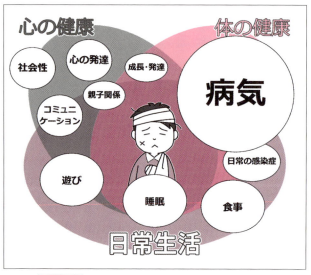

図3-2　病気がクローズアップされ過ぎると

さらに，日本の現状は自由開業性であり，病院で専門外来の診療を行っていた医師がそのままプライマリ・ケアに従事することが多いのも問題です．総合医としての十分な教育をされていない場合が多く，診療のバランスが悪いと感じることがよくあります．

　病院での専門外来は，症状が出揃って，ほぼ診断が可能な患者が受診することが多いので，専門医はピンポイントの病気を治療することには長けていますが，現実の医療では，"ズバリ，その病気！"が受診されることはまずありません．プライマリ・ケアを受診する患者はきわめて多様であり，典型的な症状が出揃ってから受診する患者は少ないため，すぐには診断が付きません．専門医の教育ばかりを受けた医師がプライマリ・ケアの診療に従事すると，戸惑うことが多いのです．また，専門領域の病気であってもその重症度は非常に幅広く，ごく軽症の患者に対しても必要以上の診断や治療を行ってしまう傾向にあります．小児科領域で典型的なのはアレルギー疾患でしょう．専門医では重症の喘息の子どもを診療します．慢性の炎症によって呼吸機能が低下したり，入退院を繰り返したりする子どもです．しかし，風邪で喘息と似たような喘鳴（ぜいぜい）が出る子どもはたくさんいます．ほとんどは軽い症状で，自然に治るのですが，専門病院で研修を受けた医師は，これまで診た重症の気管支喘息と症状が似ているということで，必要以上の治療的介入を行いがちです．病気は軽症になればなるほど cost effectiveness が悪くなりますし，「治療しなければ悪くなる」という指導は，小さな子どもを育てている保護者にとって重い負担になります．診療のバランスが悪いわけです．

　現在，こういった過去の反省からできつつあるのが総合医の制度です．総合医の理想は，あらゆる患者に対応できる守備範囲の広い医師であり，generalist であるだけでなく，個人，家族，あるいは地域を丸ごと診て，診療圏のあらゆる健康問題に対してリーダーシップを取っていく存在とされています．特定の疾患を診ることよりも，むしろやりがいが感じられるかもしれません．

ただし，総合医は内科医が主導になって進めている制度です．そのために，小児科医は総合医の登場を脅威と感じています．"自分たちの仕事がなくなってしまうのではないか？"という危機感からです．だからこそ，小児科医は小児科医ならではのアイデンティティを持たなくてはいけないのです．

2. 小児科医のアイデンティティ

それでは小児科医のアイデンティティはどこにあるのでしょうか？ここで考えてみましょう．

一般的には小児科は「子どものかかりやすい病気，子ども特有の病気」を専門に診る科であり，内科は「成人一般のかかりやすい病気，成人特有の病気」を診る科であると考えられています．同じ頭痛や腹痛を訴えても，小児科の医師が思い浮かべる病気と，内科の医師が思い浮かべる病気は違います．子どもに動脈硬化はあまりないでしょうし，成人では頻繁に風邪を引くということは少ないでしょう．

また，これまでも述べたように，子どもと成人とは解剖学的にも違いますし，同じ風邪でも子どもと成人はまったく異なる症状を出します．例えばRSウイルスの感染症は，成人では軽い鼻かぜで済みますが，乳児では非常に強い症状が出ます．このような違いは最低限度把握しておく必要があります．

では，そのような違いを把握し，子どもの病気を上手に治すのが小児科医なのでしょうか？　実際は，プライマリ・ケアを受診する子どもの病気の大半はウイルス感染症であり，いわゆる風邪です．風邪はどのような医療的介入を行っても，その経過が変わることはありません．一部に重症化したり，二次感染などの合併症を起こしたりする子どもを除き，大半は自然治癒していくのです．悪くなったときの救急受診さえ指示しておけば，小児科の専門教育を受けていなくても，小児科医を名乗って診療することに問題はないのかもしれません．実際に，定型的な処方のやり方を習って，発熱が出れば抗菌薬，咳には咳止め，長引く咳

や少しでも喘鳴があれば気管支拡張薬という"治療"を行っている小児科以外の医療機関もたくさんあります．こういった医療行為には大きな問題がありますが，これはもともと"治療"することばかりに熱心だった小児科医の診療がまずかったからです．他科の医師は，小児科医の診療から学んできたからです．

　現在，しっかり勉強している小児科医は風邪に抗菌薬はまず処方しないでしょう．風邪薬などの投薬もどんどん減っている状況です．しかし，そのような勉強の機会がなければ，子どもが風邪で受診した場合でもルーチンワークのように抗菌薬を処方しているのが現状です．まだまだ小児科医が"やり過ぎている"地域も多いでしょう．子どもにとって不要な薬であっても，すぐには明確な問題は出ません．副作用も軽微で，無駄に抗菌薬を飲ませても下痢の頻度が増えるくらいです．子どもの発熱で不安な保護者であれば，"悪いばい菌をやっつけてくれる"抗菌薬のためなら，その程度の副作用など許容範囲内でしょう．むしろそのような一見親切な医師ほど人気があるものです．医師は喜ばれて，保護者も安心を得て，双方ハッピーであれば問題はないように思います．子どもは多少嫌がりながらも薬を飲まされ，副作用で下痢になってもそ

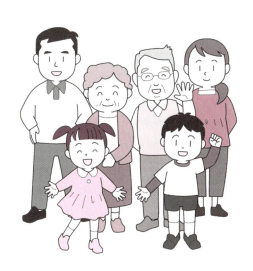

のうち治ってしまうので，元気になれば忘れてしまうでしょう．

　しかし，こういった抗菌薬は長い目で見ると子どもの成長と発達に影響を及ぼします．アレルギーが増える，自己免疫疾患が増える，肥満になる，その他にもさまざまな影響はみつからないだけで隠れているのかもしれません．目の前の不安を解消したり保護者の満足感を得るための投薬は，子どもの人生に何らかのネガティブな影響を及ぼしかねないのです．

　子どもは家庭で養育されている存在です．自らの意思で医療を受けようとするわけではありません．母親など保護者の意思が反映されます．熱を下げて欲しい，咳を止めて欲しいという訴えに耳を傾けることは必要ですが，そういった医療行為が真に子どもたちのためになるのか？ということもよく考えないといけません．プラセボ（偽薬）効果という言葉がありますが，成人でも薬を飲めば効いたような気がすることはよくあります．しかし，子どもの場合は，プラセボ効果は保護者が感じるものなのです．ですので，発熱で抗菌薬を飲ませれば治った気がする，咳に咳止めを飲ませれば効いた気がする，保護者にそう思わせてしまうと，次回も同じ症状が出た場合，また子どもに不要な薬を飲ませてしまうでしょう．そういった医療が当然のように行われてきたのが事実です．

　しかし，そこには子どもの成長・発達を見据える視点がありません．小児医療が成人や老人医療と決定的に異なるところは，成長期であるということ，現在よりも未来が大切だということです．こういった視点を持つ医師が真の小児科医であると言えるでしょう．小児科医がそのアイデンティティを保ち，社会の中で存在感を示すためには，その診療が"子どもと家族の将来のためになるか？"という点につきると思います．だからこそ，現代の小児科医は，過去の診療姿勢を反省し，風邪など自然に治る病気に対しては，できるだけ治療や余計な介入をしないように変えていかなければいけないのです．

> **症例11** 生後9ヵ月　男児　主訴：微熱，鼻汁，咳嗽
> - 母親が連れて来院．第2子．基礎疾患なし．未就園児．
> - 現病歴：3歳の兄が保育所に通所している．生後6ヵ月頃から何度か発熱し，鼻汁や軽い咳嗽が続いていた．その度にさまざまな医療機関を受診し，抗菌薬をはじめとするさまざまな投薬を受けていた．5日前にも発熱し投薬を受けた．解熱傾向だったが，その後も微熱が続き，鼻汁，咳嗽症状が改善しないため，「風邪を治す」ことを目的に受診した．
> - 現症：全身状態は重篤ではない．聴診では粗い水泡音を聴取する．咽頭では後鼻漏を認める．鼻腔は膿性分泌物貯留．中耳に膿性分泌物が貯留しているが，鼓膜の膨隆は軽度である．

　この例では，母親はこれまでの薬では治らないために，より強い抗菌薬や咳止めの投与を希望されて受診されました．普段から過剰診療に慣れていると，しばしばこのような受診行動につながります．お子さんは，兄弟が集団生活をしていることによるウイルス感染症と鼻副鼻腔炎ですが，母親は「風邪は薬で治すもの」という思い込みができてしまっていたようです．

✗ やってはならない
　さらなる広域の抗菌薬の投与

○ 必要な医療
　母親の心理エラーを修正するために，病態を丁寧に説明することが必要です．その上で治療が必要ないことを理解してもらうために，現在までの投薬をいったん中止して，注意すべき合併症を説明した上で，経過を見てもらうことが最善の方法です．

> **症例12**　2歳　男児　主訴：耳痛
> - 母親が連れて来院．第1子．基礎疾患なし．未就園児．
> - 現病歴：2日前から鼻汁，咳嗽出現．1時間前から耳が痛いと泣いている．
> - 現症：体温 37.0℃．咽頭所見，聴診所見には問題なし．鼻腔粘膜は発赤腫脹あり．鼓膜は発赤するが，中耳貯留液は認めない．

　急性中耳炎の初期症状です．診断は容易ですが，どのように対処すればよいでしょうか？

✕ やってはならない
　急性中耳炎による耳痛と診断．抗菌薬を処方し，ただちに服用させるように指導する．

○ 必要な医療
　急性中耳炎の診断を告げた上で，外来で痛み止めの坐薬を保護者に渡し，肛門に挿入してもらう．

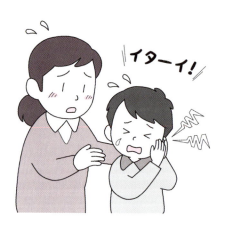

急性中耳炎は通常は局所的な病気なので，全身状態の悪化はありません．慌てて中耳炎を治そうとする必要はないのです．急性期に必要なのは，痛みを取るための医療です．すぐ抗菌薬を服用させたところで，薬が体内に入って血中濃度が上がるまでは何時間もかかります．また抗菌薬には痛みを止める作用はないし，そもそも急性中耳炎に対する効果はごくわずかです．

　中耳炎は繰り返すことが多く，その痛みは急激に始まります．「ただちに抗菌薬を服用させなさい」という指導は，次回に症状が出た場合には保護者は夜間でも抗菌薬を取りに病院を受診するかもしれません．"また中耳炎を起こすかもしれない"という不安感は，今後の保護者の生活ストレスを上げてしまう結果になるのです．

　小児の診察では目の前の子どもを診るだけでなく，その後の家族の生活がどうなるか，現在の医療行為を保護者がどう感じるか，ということまで思いを馳せなければいけないのです．プライマリ・ケアの対応としては，今後も同じ症状があるかもしれないと考え，坐薬の挿入はできるだけ保護者にやってもらうべきです．痛みへの対処が保護者自身でできるようにしておけば，次回に同じことが起こった場合には自宅で対処できるでしょう．なお，小児に使うことができる鎮痛薬はアセトアミノフェンだけです．通常は10mg/kgの量を使用しますが，鎮痛のためには，通常量より多く，15mg/kg程度の量を使用すれば良いでしょう．

3. 全身状態の把握

　小児プライマリ・ケアの役割は，"治療"することではなく，"判断"することです．そのためには，受診した子どもの全身状態を把握することが最優先です．診察は丁寧にする必要はありますが，そこで細かい異常所見を認めても，全身状態が悪くなければ，即座に対処する必要はありません．少しくらい待っても良いわけです．状態の正確な把握ができなければ，不安感から過剰診療に陥ってしまいますし，経過を見てよいということを保護者に伝えることができません．

では，全身状態の把握はどのようにすれば良いのでしょうか？　実は，熟練した小児科医は，一見して子どもが重症かどうかを見極めることができます．ひとりひとり体温や脈拍，呼吸数などを測定しているわけではありません．何を見ているかというと，顔色や表情，活気を見ているわけです．

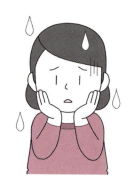

例えば，39℃の発熱がある比較的元気な赤ちゃんが外来に来たとします．発熱のために，多少は普段よりは大人しくなるでしょうし，体温が上がるときには水分を欲しがらないものです．そこで保護者は，「ぐったりして，水分も取らない」と表現することがあります．保護者は不安感から，実際よりも重症に感じることが多いのです．しかし，全身状態の評価は保護者に合わせるのではなく，客観的に行わないといけません．顔色が普段と変わらない赤味を帯びていて，表情豊かに周りを見て，ごそごそ動き回れるのであれば，まずは重症ではないと判断できます．保護者の訴え通りに判断し，治療するのであれば，次も同様の症状が出たときには，同じように"重症だ"と判断してしまうでしょう．発熱ごとに毎回のように重症だと判断することは，保護者の子育てのストレスを増やしてしまいますし，真に重症になった場合の適切な判断ができません．プロフェッショナルならではの判断をきちんと保護者に伝えることが大切です．

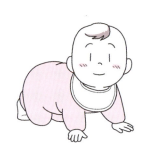

全身状態の把握に関しては，さまざまな解説本が出ているのでここでは簡単にまとめます．乳児では，まず，顔をはじめ全身の色を見ます．皮膚血流が豊富で赤味を帯びているでしょうか？　次に表情を見ます．視線が合い，こちらに興味

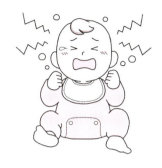
を示すようなら大丈夫です．笑顔が出るなら完璧です．まず心配はいりません．活気はどうでしょうか？ 診察室の中は普段の生活と異なります．いつもと違う人が目の前にいます．聴診器や舌圧子，耳鏡など，さまざまなものが置いてあるでしょう．そこに興味を示すなら，ある程度の予備力は保たれていると判断できます．赤ちゃんは泣き叫んでいるかもしれません．泣き声がうるさいくらいならば安心です．

しかし，これらのうち，いずれかを満たさないようなら，他の因子はどうあれ，全身状態が悪いと判断して良いでしょう．皮膚色が悪い，表情がなく活気に乏しい，泣き声が弱々しい，のうち，1つでもあれば，緊急性がある病気が隠れている可能性があるということです．小児科の研修では，まずは重症感を感じてもらうことが重視されます．その後に細かい所見を取っていくのです．最初が間違っていると，いくら所見をとっても診療を誤ってしまうことになります．

症例13　生後7ヵ月　男児　主訴：発熱

- 母親が連れて来院．第3子．基礎疾患なし．未就園児．ヒブワクチンを接種していない．
- 現病歴：兄弟が保育所に通所している．いつもより早く眠った．眠っている途中，体を触ると熱かったため，発熱に気付き来院．
- 現症：体温39.8℃．顔色やや蒼白．診察時に泣くが，泣き声は弱々しく，うとうとしている．咽頭所見，聴診所見，鼓膜所見に異常はない．脱水も認めない．

✕ やってはならない

診察所見に異常を認めないため，経過観察を指示する．

○ 必要な医療

　全身状態が悪い場合は診察所見にはこだわる必要はなく，ただちにバイタルサインを確認します．心拍数，呼吸，血圧を測定し，高次病院に搬送します．乳児の意識状態の確認は難しく，一見して眠っているように見えることがありますが，刺激に対する反応として判断できます．例えば，採血を行って反応が少ないということであれば，意識レベルが落ちていると判断します．経験のある小児科医であれば，このような状態の子どもに細菌性髄膜炎や脳炎，腹膜炎，腸重積などの重篤な疾患が隠れていたということを何度も経験しているでしょう．

　実際の診療現場では，診断は必ずしも必要ではなく，判断を間違わないことがもっとも大切です．

　表3-1に小児のバイタルサインの大まかな正常値を示します．原則として呼吸数，心拍数は月齢が低いほど高く，逆に血圧は低くなります．発熱児では体温に応じて変動するのですが，呼吸数，心拍数は正常のおおむね1.5倍以上の数字になると異常だと考えれば良いでしょう．バイタルサインは一応の目安に過ぎず，バイタルに異常がない重症疾患がいることも忘れてはならないでしょう．

　初診で診断ができない病態も必ず遭遇します．人間の体はあまりにも複雑です．いくら名医でも必ず一定の割合で見逃しは起こすのです．どのような病気・病態であれ，慎重な経過観察が診断にいたるまでに必要なケースがあることも理解しておきましょう．もちろん経過観察が子ど

表3-1　バイタルサイン正常値

年齢	脈拍/分	呼吸数/分	収縮期血圧
新生児	140	40	70
乳児	100	30	90
幼児	90	25	100
学童	85	23	110
12歳〜	75	20	110

もの不利益になることは，可能な限り避けなくてはいけません．

小児科外来で見逃してはいけない病気をみつけるために，崎山弘先生が編集された「帰してはいけない小児外来患者」（医学書院）の一読をお勧めします[1]．小児科医がどのようなプロセスで重症疾患を疑い，最終的に診断していくのかという思考プロセスが分かると思います．

4. 診療に必要な設備

ここでは，小児科外来で必要な医療設備を概説します．

❶電子カルテ

小児のプライマリ・ケアで最初に必要なことは，感染症の正確な診断です．この部分に自信がないと風邪に抗菌薬などの過剰診療につながってしまいます．感染症診療は目の前の子どもがどのような抗体を持っているかを考えながら診断し，その経過も予想しなければいけないのです．そこで，電子化によって情報を整理することは，正確な感染症診断や治療のための診療支援ツールとして非常に有用です．電子カルテには，予防接種歴や過去の感染症の既往など，必要な情報を一覧で示すことができるような画面を用意しておけば良いでしょう．

例えば，咳嗽が続く子どもが受診した場合，4種混合ワクチンが終わっていれば百日咳を発症した可能性は低いと判断できます．RSウイルス感染症と診断した場合，過去に感染の既往があれば，今回の感染は比較的軽症であると予想できるでしょう．その他にも中耳炎や熱性けいれんの既往，過去に喘鳴や扁桃炎を繰り返しているかなど，子どもに特有の情報を一覧で表示できるようにしておけば便利です．

また，プライマリ・ケアの感染症のほとんどは，子どもの集団の中でクラスター状に発生します．子どもがどこの集団に属しているのかを常に把握しておくことで，診断が正確かつ容易になります．さらに，その集団で発熱，咳嗽，鼻汁，嘔吐，下痢などの症状がどのように発生しているのかを一覧できるようにしておけば，流行ウイルスの同定ができない場合も，その傾向を知ることができます．

図3-3 は当院の自作の診療支援システムですが，ある保育所から受診した子どもの，学年，発生日，診断名，症状が一覧できるようにしてあるものです．RSウイルスが発生して流行がしばらく続き，その後はノロウイルス，アデノウイルスの流行があったことが示されています．こういったデータがあれば，同じ保育所の子どもが来院した場合には，診断の大きな助けになるでしょう．

　受診する子どもが通っている保育所，幼稚園，小学校をあらかじめ入力しておけば，簡単なプログラムで表示することは可能です．お使いの電子カルテのメーカーに要望すれば，作ってもらえると思います．

❷聴診器

　聴診は診察の基本です．全身状態の把握，心肺機能の評価には聴診所見が欠かせません．子ども用のチェストピースが小さいタイプのものもありますが，プライマリ・ケアでは肺音を聞くことがメインなので，普

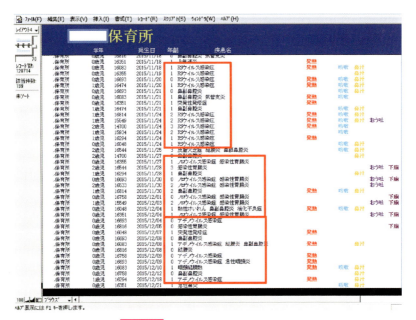

図3-3　当院の診療支援システム

段は成人用の大きなタイプのものを使用します．現在は電子聴診器も普及してきており，小児科領域でも利用できるでしょう．

❸**血圧計** 図3-4，**パルスオキシメーター** 図3-5

血圧計は乳児用，小児用と成人用のマンシェットを用意します．パルスオキシメーターは小型の指に挟むタイプが使いやすいと思います．

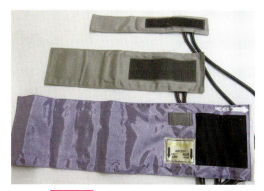

図3-4 血圧計のマンシェット

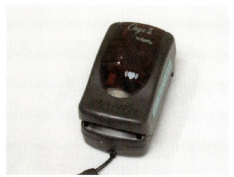

図3-5 パルスオキシメーター

❹**耳垢鑷子（セッシ），耳垢鉗子** 図3-6

　小児科の診察では鼓膜を見ることは必須です．そのためには耳垢を除去する必要があります．耳垢鑷子は通常のピンセットと違い，途中で段を付けてあるために，外耳道が観察しやすく，操作がしやすいのです．大きくてつまみにくい耳垢を除去する際には耳垢鉗子を用います．

❺**吸引機** 図3-7， 図3-8

　鼻汁吸引に用います．吸引機の先にカテーテルをつなげて，図3-8 のように鼻腔に入れて分泌物を除去します．

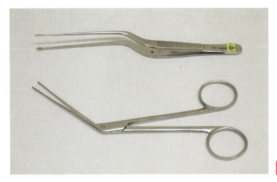

図3-6　耳垢鑷子，耳垢鉗子

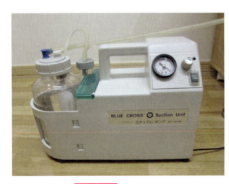

図3-7　吸引器

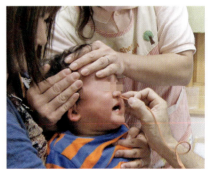

図3-8　鼻汁吸引

❻血液検査 図3-9

　小児科外来では，白血球数，CRP値など，基本的な血液データを迅速に検査できなければいけません．また，血糖値や血中ケトン体，脱水の指標となるBUNや血清Naなども迅速検査を使用することで，すぐに結果を見ることができます．

　子どもの診察でもっとも大切なのは全身状態の評価ですが，それだけでは心もとないこともあります．より正確な診断のためにも，血液検査の機器は必要です．また，こういったデータと子どもの状態を同時に見ることで，診療のスキルを上げていくことにもつながります．

❼耳鏡 図3-10

　鼓膜を見るためには必須です．咽頭や鼻腔粘膜も耳鏡で観察します．
　耳鏡はウェルチアレン社のマクロビューが最適です．

❽ヘッドライト 図3-10

　耳垢を除去するときなど，細かい作業をする際に必要です．これもウェルチアレン社のルミビューを使用します．

❾ティンパノメトリー

　ティンパノメトリーは外耳道に陰圧をかけ，鼓膜の可動性を見る検査です．中耳に貯留液があると，ティンパノメトリーで外耳道に陰圧をかけても鼓膜が動きにくいという現象が見られます．特に滲出性中耳炎は，鼓膜を見ただけでは分かりにくい場合も多いので，こういった検査

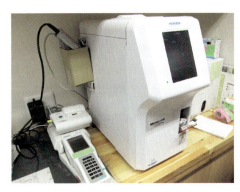

図3-9　血液検査機器

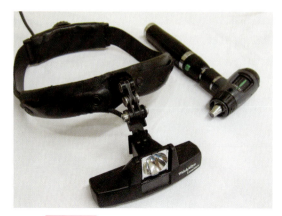

図 3-10 ルミビューとマクロビュー

を併用し，鼓膜の動きを確かめるのが必要になります．ティンパノメトリーの結果と鼓膜所見を見比べることで，鼓膜観察のスキルを上げることができるのもメリットです．

⓾胸部 X 線

　胸部 X 線の検査は肺炎や異物誤飲の診断に有用です．ただ，肺炎は肺に炎症があるかどうかよりも一般状態が重視されます．胸部 X 線検査は診療に必ずしも有用性が高いわけではありません．X 線撮影のためには大きなスペースが必要ですので，無理に導入しなくても良いかもしれません．

⓫エコー

　プライマリ・ケアでは，X 線検査よりもエコー検査の方が有用です．何年もエコーを使いこなしている医師なら，腹部の外科疾患をみつけることが必ずあります．実質臓器の異常である胆道閉鎖症，卵巣腫瘍，子宮病変だけでなく，虫垂炎の診断や，感染性胃腸炎の際にも腸管の液貯留が明瞭に観察されます．その他にも心疾患，副鼻腔の貯留液の診断，川崎病に特徴的な頸部リンパ節の腫脹でも，エコーによる観察が役に立ちます．

❿ 迅速検査

　小児の代表的な感染症は，流行状況と迅速検査を利用して診断します．溶連菌，インフルエンザ，RS ウイルス，アデノウイルス，ヒューマンメタニューモウイルス，ロタウイルス，ノロウイルスなどの検査キットが市販されています．これらの検査は診断に必須というわけではありませんが，地域の流行を捉えるにはきわめて有効です．公衆衛生的な視点からもある程度の迅速検査は行っていった方がよいと思います．

❸ 心電図

　小児科領域では使う頻度は多くはないですが，心臓検診や不整脈の診断には必須です．

❹ 呼吸機能検査

　近年，呼気 NO を簡単に測定できる器械が販売されています．気道の慢性炎症は症状だけで診断するのは困難です．呼気 NO の測定は，咳喘息の診断には必須と言っても良いでしょう．逆にこういった器械を利用しなければ，診断に自信が持てないので，咳が長引くと何でも喘息といった過剰診療に陥りがちです．そのためにも，客観的な指標を持っておいたほうがよいと思います．学童以上の気管支喘息患者であれば，スパイロメーターで呼吸機能の測定ができます．

5. 習得すべきテクニック

A. 診察の手順

　プライマリ・ケアの診察の手順ですが，診察室に入ってくる瞬間から始まります．まずは子どもの状態を観察します．診察室では可能な限り裸にして全身状態を確認し，表情や顔色，頭頸部の異常を確認した後に胸部の聴診を行います．乳幼児では泣かない間に聴診を済ませた方が正確な診断ができます．次に耳鏡のライトを使い，咽頭を視診し，続いて耳鏡にスペキュラをはめて鼻腔粘膜を確認し，両側の鼓膜を観察しま

す．最後に診察台に寝かせて腹部の所見をとります．

　従来の小児医療では，鼻腔粘膜や鼓膜の観察が省略されることが多かったために，気道疾患の正確な診断ができませんでした．また海外との考え方の差も，こういった診察が省略されることからくるようです．例えば乳児の喘鳴の多くは鼻副鼻腔炎による鼻性喘鳴ですが，鼻腔や鼓膜所見を見ないままに診療していれば，どうしても下気道に原因を求めてしまうため，気管支炎や喘息の診断が多くなってしまいます．

B. 血液検査 図3-11

　さまざまな感染症が来院する小児科のプライマリ・ケアでは，感染症

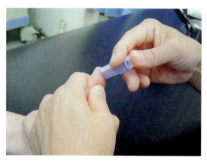

まず，糖尿病用の採血針（ディスポのもの）で指先を穿刺します．

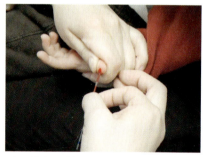

次に抗凝固剤の入った毛細管で血液を吸い上げます．

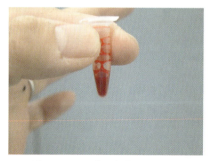

マイクロチューブに血液を移します．

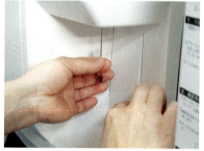

検査機器で血液を吸い上げます．

図3-11 微量採血による血液検査

やさまざまなリスクマネジメントとして血液検査は欠かせません．乳幼児の血液検査は指先からの微量採血を行います．

この方法だと，痛みの少ない採血が可能で，末梢血球数やCRP値が10分以内に測定できます．微量採血は，現代のプライマリ・ケアの小児科外来でなくてはならない手技でしょう．

C. 耳垢の取りかた

子どもの感染症を診るためには，鼓膜所見の観察が欠かせません．その場合に障害となるのが耳垢です．耳垢はねばねばした湿性耳垢と，かさかさした乾燥耳垢に分けられます．日本人は遺伝的に乾燥耳垢が多いので，まれに湿性耳垢のお子さんが病気ではないかと受診することがあります．なお，世界的には乾燥耳垢よりも湿性耳垢の方が多いです．

湿性耳垢の場合は綿棒でぬぐうことで取ることができます．乾燥耳垢は細かいものは綿棒で取れることもありますが，大きくなると耳垢鑷子や耳垢鉗子でつまみ出す必要があります．小児科医にとって，この手技が非常に難しいのです．

耳垢を除去する際には，固定がもっとも大切です．診察者はヘッドライト（ルミビュー）を付け，子どもを母親に抱っこしてもらい，診療介助がいれば子どもの頭をしっかり固定してもらいます 図3-12 ．最初に右の耳垢を取ります．左手で耳介を後方に引っ張れば，外耳道が直線になり，光源の光が耳道の奥まで届くので耳垢が確認しやすくなります．そうやって，直視下で鑷子を使い取り除きます．左は逆手になるので，保護者もしくは介助者に耳前部の皮膚を前方に引っ張ってもらうことによって外耳道が直線になります[2]．

取りにくい耳垢は少なからずあります．慣れていても，2～3割の子どもでは耳垢を取りきることはできず，鼓膜の全体は見えないかもしれません．その場合も無理をしないことです．プライマリ・ケアでは中耳炎の診療に鼓膜所見は必須ではないのです．

例えば急性中耳炎が疑わしいが，鼓膜所見が確認できない場合，血液

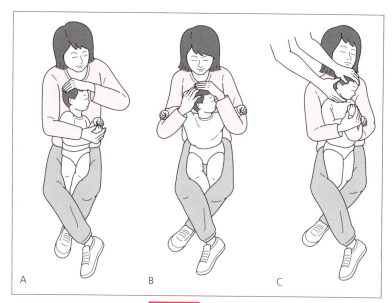

図 3-12 固定法
A: 保護者のみでの固定 1
B: 保護者のみでの固定 2
C: 介助者と保護者での固定

検査でリスク評価だけを行っておけばよいと思います．鼓膜所見の確認は次回の診察日か，近隣に耳鼻咽喉科医がいれば紹介して取ってもらえばよいでしょう．

文献

1) 崎山　弘，本田雅敬．帰してはいけない小児外来患者．東京：医学書院；2015.
2) 深澤　満，絹巻　宏，片山邦弘，ほか．小児科医のための中耳炎診療マニュアル．外来小児科．2002; 2: 273-86.

4 子どもの病気にどう対処するか

1. まずはワクチンを

　乳幼児の健康被害で最多のものは感染症です．ワクチンが接種できる月齢になれば，できるだけ速やかに接種するようにしましょう．ワクチンのスケジュールはVPDのサイト[1]に詳しいですが，ここでも概説しておきます．
　2016年4月現在で，理想的なスケジュールは下記の通りです．

　　生後2ヵ月　　ロタウイルス　B型肝炎　ヒブ　肺炎球菌
　　生後3ヵ月　　ロタウイルス　B型肝炎　ヒブ　肺炎球菌　4種混合
　　生後4ヵ月　　ヒブ　肺炎球菌　4種混合
　　生後5ヵ月　　4種混合　BCG
　　生後6ヵ月　　日本脳炎
　　生後7ヵ月　　日本脳炎
　　生後10ヵ月　　B型肝炎
　　1歳　麻疹風疹　ヒブ　肺炎球菌　水痘　おたふく
　　1歳6ヵ月　4種混合　日本脳炎　水痘
　　6歳　麻疹風疹　おたふく

　※これは1例ですので，多少前後しても構いません．接種回数を守ることは必要です．

　原則としてワクチン接種は早ければ早いほど効果が高く，免疫の穴のある時期もなくすことができます．例えばすでに肺炎球菌を保菌してしまっている赤ちゃんでは，ワクチンを接種しても抗体の上がりが悪いことが知られています[2,3]．これは生後早期の抗原への接触に対して免疫

寛容が働くためだと考えられます．赤ちゃんは生まれた直後からさまざまな病原菌にさらされてしまいます．保菌者となってしまう前に，できるだけ早く接種することが望ましいでしょう．

　ワクチンでもっとも重篤な副反応はアナフィラキシーで，おおむね100万接種に1回の割合で起こります[4]．詳しいサーベイランスデータがあるオーストラリアでは，2007〜2013年までに25例の子どもがアナフィラキシーを起こしたと報告されています．年齢の中央値は4.7歳で，1歳未満の報告は5例，生後6ヵ月までの報告は2例のみでした[5]．ワクチンの大半が1歳までに接種されることを考えると，1接種あたりのアナフィラキシーリスクは低年齢の方が小さいことになります．何となく不安だから，接種時期を遅らせるという人がいますが，接種を待つ必要はありません．なお，調査期間中のアナフィラキシーの死亡例はありません．たとえ起こっても，適切に対処さえすれば大丈夫なのです．医療機関で接種する限り，ワクチンのリスクはきわめて小さいということになります．

　ワクチンの接種率の向上と共に，さまざまな感染症がなくなってきました．例えば，現在は麻疹の患者をみることさえほとんどなくなりましたが，かつて接種率が低かった時代には，麻疹で毎年数十名の子どもが命を落としていました．図4-1 に2000年までの麻疹の死亡者数を示します[6]．麻疹には治療法はありません．ワクチンによるリスク管理は小児医療の基本なのです．

　ワクチンデビューは生後2ヵ月です．最初に4種類のワクチンを同時に接種します．2016年現在，ロタウイルスワクチンは任意接種で，ロタリックス®とロタテック®の2種類があり，ロタリックス®は2回接種で，ロタテック®は3回接種となります．トータルでの価格はほぼ同じで，効果もほとんど変わりません．ロタテック®の方が1回当たりの価格が安いのですが，過去の先進国における研究では，入院や救急受診の阻止効果は3回接種で94.5%（95%信頼区間；91.3-96.8%）でした[7]．しかし，その後の研究でロタテック®の1回接種で88%，2回接

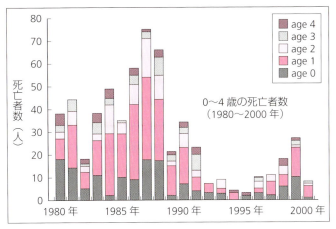

図 4-1 2000 年までの麻疹の死亡者数

種でも 94％の阻止効果があることが分かっています[8]．2 回接種と 3 回接種では，効果はほとんど変わらないことになります．そこで安あがりなロタテック®の 2 回接種がお勧めです．日本ではロタウイルスの危険性は発展途上国ほど高くありませんし，子育て中の家庭に大きな金銭的負担をかけるのは避けたいものです．接種回数を減らすことで，ワクチンによる腸重積のリスクを少しでも下げられるというメリットもあります．その後 1 ヵ月ごとに受診して必要なワクチンを接種していきます．

　生後 6 ヵ月からは日本脳炎を接種します．日本脳炎は 3 歳からの接種となっている地域もありますが，定期接種の制度では生後 6 ヵ月から接種が可能です．接種を遅らせる意味はなく，また月齢が小さいうちに接種した方が，子どもへの心理的な負担も少なくなります．

　1 歳を過ぎるとすぐに麻疹風疹ワクチンを接種しますが，この際には同時にヒブ，肺炎球菌の追加接種と，水痘，おたふくワクチンを接種します．水痘，おたふくワクチンは 2 回の接種が必要です．おたふくワクチンの再接種ですが，まだ流行が残る地域では早く，流行がほぼ消えてしまった地域では 6 歳まで待って接種するのが良いでしょう．

忘れてはならないのは，ワクチンの診察は健診の目的もあるということです．慣れた小児科医であれば，月齢ごとのワクチンの接種で来院した際に，赤ちゃんの成長と発達のチェックができるでしょう．また，さまざまな育児上のトラブルの相談もワクチンで来院された際にあると思います．そういうことを全て考えて，予防接種のスケジュールを作っていくのです．

　地域のワクチン接種率を上げるための啓発活動やワクチンの必要性を訴えていくことはプライマリ・ケアの小児科医の大切な役割です．自らの診療圏でワクチンで予防できる病気が流行することは，恥ずべきことだと考えて下さい．

2. 医療的介入は最小限度に

　かつては小児科を受診すると，発熱に対しては抗菌薬，咳には咳止め，鼻水は抗ヒスタミン薬，喘鳴には気管支拡張薬が投薬されるのが当然でした．年配の医師ほどそういった教育を受けていたと思いますし，そのやり方を学んだ内科や耳鼻科の医師も同じ方針を続けていることが多いのです．学会の重鎮の先生，ガイドラインも過剰診療を後押ししますし，その背景には薬剤メーカーの存在もあります．各地で行われている医師向けのセミナーはメーカーが後援していることが多く，情報伝達の段階で疾患のリスクが強調されてしまいます 図4-2 ．

　このようなシステムは変えようがありません．現在の社会では，どれだけ努力しても，利益相反を完全に排除することはできないでしょう．プライマリ・ケアの医師は，実際に患者と向き合うわけですから，以上のことを理解した上で高い意識を持ち続ける必要があります．また，医師の再教育の機会を作ることも必要でしょう．

　従来通りの医療でも，すぐに困ることはありません．しかし，抗菌薬の弊害はこれまで述べた通りです．現代はワクチンの種類が増え，衛生環境も良くなっており，子どもの感染症の大半はウイルス性のものです．高熱であっても，大半は数日でピークを過ぎて解熱してきます．

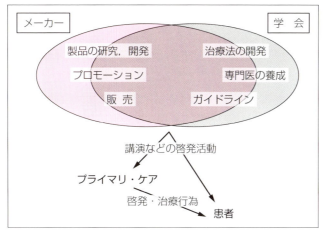

図 4-2 メーカーと学会の関係

　RS ウイルスやヒューマンメタニューモウイルス，アデノウイルス感染症など，発熱が遷延しやすい感染症では 5 日程度まで長引くこともありますが，肺炎や中耳炎といった二次性の感染症の合併さえなければ自然に解熱してきます．なお，発熱が 1 週間以上続くことはまれであり，ウイルス感染と考えても精査が必要になります．逆に考えれば，そこまでは合併症に注意をしながらの経過観察のみで良いということです．

　ウイルス感染によるこのような経過はどのような薬を使ってもほとんど変わらないのですが，日本はフリーアクセスであり，早期受診が可能です．症状が出て早期に受診し，なんらかの薬が出て，それを飲ませた後に症状が治まったら，薬の効果があったと考えられることが多いのです．こういった流れを作ってしまったのは，小児科医が風邪に真剣に向き合ってこなかったからです．

　また，いわゆる鼻水止め，咳止めなどにも大きな問題があります．まず，こういった薬の多くは，手順を踏んだ臨床研究がされていないので，乳幼児には何の効果も証明されていません．実際，乳幼児の鼻水止め，咳止めを飲ませると，症状が和らぐか？　というとそんなことはあ

りません．

　少しでも改善するかもしれないから，とか，母親の満足も必要だという意見を聞くときもあるのですが，単なる対症療法の治療はすべきではないでしょう．例えば子どもの咳で，母親が病院を受診したとします．訴えが咳だけであれば，多くの場合，子どもは元気です．診察所見も何もないか，聴診で鼻副鼻腔炎の鼻性喘鳴の音が聞こえる程度かもしれません．もちろん子どもの咳は体を守るための症状なのですが，多くの母親が受診する目的は咳を止めて欲しいと考えているからです．また，咳は否応なしに聞こえるし，何らかの気道の異常があることを示しているので，母親は"子どもの咳"をストレスに感じてしまいます．そこで，親切な先生は"咳止め"を処方してあげるかもしれません．すると，万が一咳止めの効果がある場合には，子どもの病気にとって悪影響となります．幸い，ほとんどの咳止めには効果がないので，大きな問題にはならないのですが，別の問題があります．子どもに咳止めを飲ませた場合，母親は当然ながらその効果に期待するでしょう．"子どもの咳"を意識するために，母親のストレスはかえって長引いてしまうのです[9]．

　"治療"することが，その症状を意識させてしまうことは，他の症状でも多々あります．かつては熱が高いことは悪いことだ，という考えが

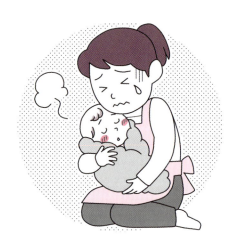

主流でした．そこで，体温が39℃になれば解熱剤を使うようにとの指導が行われていた時代があります．発熱は原則としてウイルスを減らし，治癒するために必要なものなのですが，そういう指導を受けている保護者は非常に発熱を怖がります．熱を下げなさいという"治療行為"が，"発熱はいけないものである"という意識を保護者に作っていたのです．

　最近まで熱性けいれんは予防すべきであるという考え方が主流でした．そのため，"熱性けいれんを起こした子どもには，ダイアップ®坐薬で再発を防ぐ"という"治療"が普通に行われていました．極端な場合には，1度きりのけいれんでもダイアップ®坐薬が処方され，次回から発熱のたびに使いなさいという指導も行われていたのです．しかし，乳幼児は頻繁に発熱し，また，熱性けいれんはいつ起こるか予測するのは難しいのです．"けいれんを起こしてはいけない"という医師の考え方は，保護者にも伝わります．けいれんを予防するように指導された保護者の不安感は非常に高かったのです．

　ところが，典型的な熱性けいれんであれば，何度も繰り返しても発達に影響することはありません．現在では，長く続くけいれんでなければダイアップ®は必要ないと方針が変わり[10]，予防投薬される子どもが激減しました．その結果，熱性けいれんに対する不安感は随分と和らいできました．熱性けいれんで受診し，予防投薬をしない場合には，熱性けいれんは悪い症状ではないということを説明する必然が出てきたからかもしれません．

　プライマリ・ケアの医師の役割は，ひとつは成長・発達を阻害するような疾患を適切にみつけることですが，一方でそういったリスクが低い病気では，保護者の不安感を取ることが重要なのです．保護者が病院を受診する一番の目的は，薬が欲しいからではなく，安心が欲しいからです．風邪で常に抗菌薬をもらっている患者は，また同じ症状が出れば抗菌薬をもらうために医療機関を受診するでしょう．正しい知識を持っていれば不安にならず様子をみられたかもしれないのに，普段から過剰診

療を受けていると，不要な不安のため受診するということにつながります．"不要な不安を持たなくても良いような状態"を作ってあげることが重要なのです．そのためには，受診時に保護者に病状を説明し，症状に応じた具体的な指導をすることが大切です．

現在の医療制度では，多くの患者に来院してもらって，時間当たりできるだけ多くの患者を診察することがもっとも経済合理性にかなうものです．だからこそ，小児のプライマリ・ケアでは，短時間の診察で薬を処方して，速やかに帰ってもらう，という診療がスタンダードになってしまっています．説明や指導に多くの時間をかけるのは，そういった流れとは反対のベクトルです．しかし従来のプライマリ・ケアの医療は決して子どもたち，保護者を幸せにすることはできないのです．真に子どもたちのためになる医療へと変わっていくためには，小児科医の意識改革が必要です．無駄な薬を出さない，という行動がそのための第一歩です．

3. 子どもの風邪

従来の教科書では病気の診断ごとに，どのように治療するかが記載されています．しかし，プライマリ・ケアでは初診で確定診断ができることは少なく，そういった教科書はあまり役に立ちません．例えば，今日の治療指針をみると[11]，突発性発疹症として，

> ●治療方針●
>
> HHV-6B 初感染に対する特異的な治療法はなく，対症療法が中心である．PCR 法による DNA 検出以外に急性期に診断可能な検査法はなく，一般臨床においては重症細菌感染症や川崎病など他の発熱性疾患との鑑別を行いながら，自然軽快を待つ．

と記載されています．発熱の赤ちゃんが受診した場合，突発性発疹症であることが確実なら安心です．しかし，プライマリ・ケアでは発熱後すぐに受診されることが多く，解熱して発疹が出るまで確定診断ができ

るはずはありません．ですので，初診で必要なのは診断ではなく判断です．そのために必要なのは個々の症例のリスク評価ということになります．

ここでは，発熱や鼻汁，咳嗽といった子どもの風邪診療をどのように進めていくのか，その思考過程を書いてみたいと思います．

A. 発熱を主症状とする子ども

> **症例14** 生後5ヵ月　男児　基礎疾患なし
> ・第2子．明け方から発熱，他に症状を認めない．
> ・来院時体温は39.2℃．全身状態の悪化はない．

✕ やってはならない
抗菌薬を処方した上で経過観察を指示する．

小児科医はどうしても発熱に抗菌薬を処方しがちです．生後5ヵ月ということで何となく不安だから，という気持ちもあるでしょう．しかし，目的のない抗菌薬の処方は子どもにとっても保護者にとっても害になるだけです．こういったステレオタイプの診療を止めることで，さまざまなことがみえてきます．

◯ 必要な医療
まず年齢や月齢をみます．生後5ヵ月ですから，発熱の原因としてもっとも多いのは感染症です．それ以外の発熱は川崎病など特殊な疾患ですので，すぐには考えなくても良いでしょう．

生後5ヵ月の乳児でどのような感染症のリスクを考えておくべきでしょうか？　最初に鑑別したいのはやはり危険性が高い深部細菌感染症です．新生児から生後3ヵ月頃までは大腸菌やB群溶連菌（GBS）に

よる重症感染症を発症することがありますが，月齢と共にそのリスクは減少し，生後5ヵ月ではまれになってきます．代わって肺炎球菌やヒブ菌による感染症が多くなってくる時期です[12]．これらの菌に対してはワクチンを行っているかどうかでリスクが変わります．ヒブワクチンが十分に普及している地域でワクチンを2度以上接種していれば，ヒブの感染は考えなくても良いでしょう．肺炎球菌は13価のワクチンを接種していればリスクは減りますが，13価以外の血清型の肺炎球菌による深部感染はあり得ます．菌に感染する要因として，患児が最近に集団生活を始めたか，または兄弟がいないかを確認する必要があります．その他にはリステリア菌や髄膜炎菌によるものもありますが，発生頻度は高くありません．

　次に注意すべき深部感染症は尿路感染症です．1歳までの男児，2歳までの女児では尿路感染症は常に念頭におくべきです．男児では尿道が長いため女児に比べ尿路感染症は少ないのですが，何らかの尿路奇形が隠れている可能性があります．経験豊富な小児科医であれば，尿路感染症をきっかけに尿路奇形がみつかった子どもを何例も経験しているでしょう．診断のためには検尿と培養が必要ですが，外来で乳児の尿を取るのは，簡単ではありません．たまたま採尿できれば良いのですが，難しいなら血液検査でのリスク判定を優先します．

　深部細菌感染症のリスクを考えるのと同時に，ウイルス感染症の証拠がないかを探っていきます．両親や兄弟に感染症を思わせるような症状はないか，保育所でのウイルス感染症の流行はないか，子どもの集まる場所に行っていないか，などです．

　乳児期早期の発熱では，微量採血による血液検査はルーチンに行うべきです．白血球数やCRP値は診断のために重要な情報を与えてくれます．症例の場合も生後5ヵ月ということを考えて血液検査を行い，結果，白血球数は12,000/μL，CRP値は0.2mg/dLであったとします．白血球数はやや多いものの，CRP値にはほとんど動きがありません．深部細菌感染症のリスクは少ないと判断できます．

最終的に発熱の原因がはっきりしないことが多いでしょう．しかし，全身状態に問題がなく，診察所見でも明らかなフォーカスを認めない，血液検査でもリスクが高いとは考えられない．ここで判断が必要となります．目の前の乳児をすぐに治療する必要がなく，1〜2日の間に急変する可能性も低ければ，"投薬は何もせず"，保護者には安静と慎重な経過観察を指示します．日本のほとんどの地域では次の受診まで何日もかかるということは考えられません．発熱が続くなら，診断のために次の方法を考えるという姿勢で構わないのです．診断を付けることなく"治療"を行うべきではないのです．

　図4-3に生後3ヵ月以上の発熱児における，診断のためのフローチャートを示します．

　最初に全身状態を確認することは必須です．そこで悪化があれば，原則として入院して精査する必要があります．次に丁寧な診察で発熱のフォーカスを探ります．明らかな咽頭炎や扁桃炎はないでしょうか？なお，かつては「のどが赤いから風邪でしょう」という診療が一般的でしたが，咽頭所見で診断できる発熱は，溶連菌感染症，エンテロウイルス感染症，アデノウイルス感染症の一部など，風邪患者の中の1〜2割程度です．その他の多くの風邪では特異的な咽頭所見はなく，のどをみて診断することはできません．

　従来「のどが赤い」ことを根拠に風邪と診断していたのは，保護者に安心感を与えるためや医師が自分自身で納得するためでしょうか．風邪が診断できる，という自信を持ちたかったのかもしれません．しかし，それを根拠にすべきではありません．保護者に風邪だから大丈夫だ，という誤ったメッセージを伝えてしまうことになってしまいます．風邪は不確実なものですので，診断すべきものではないのです．さらに大きな問題は"病院に行ってのどをみてもらえば風邪かどうかが分かる"という誤った観念ができてしまうことです．プライマリ・ケアにおける診療目標のひとつに，保護者が自ら"子どもの元気度"を見て，風邪なのか

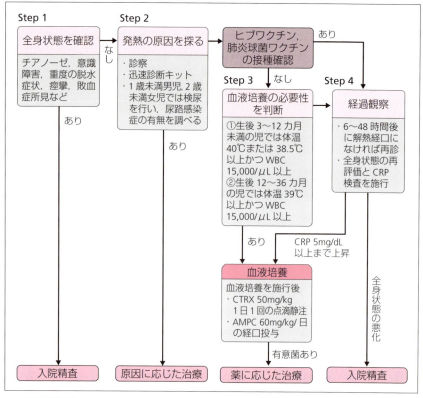

図4-3　生後3ヵ月以上の発熱児における診断のためのフローチャート

どうかを判断できるようになってもらうことがあります．だからこそ，風邪かどうかはあくまで全身状態で判断すべきなのです．決してのどで風邪が診断できる名医になってはいけません．

　その後，さらに発熱の原因を探っていく必要があります．流行状況をみながらインフルエンザやRSウイルス，アデノウイルス，ヒューマンメタニューモウイルスなどの迅速診断キットを使用するかどうかを考えます．これらの検査を使用するときには必ず事前確率を意識して下さい．どのような迅速検査も感度と特異度は100％ではありません．あく

まで診断補助と考えます．

　発熱児の中には一定の割合で菌血症の子どもが存在します．プライマリ・ケアでは頻度の多いヒブと肺炎球菌による菌血症を意識しておかなくてはいけません．ヒブワクチンと肺炎球菌ワクチンの接種が完了していれば，経過観察を指示します．高熱で，接種が完了していない3歳未満の子どもでは，血液検査を行います．白血球数の増多とCRP値の上昇がないかをチェックしましょう．白血球数が15,000/μL以上，もしくは好中球数が10,000/μL以上では菌血症のリスクが高まります．

　ワクチンが普及し，ヒブの菌血症がほぼなくなった現在では，菌血症の多くは肺炎球菌によるものです．菌血症の場合，CRP値が遅れて上昇するので，白血球数や好中球数が高い場合には時間をおいてCRP値を再検します．CRPは経時的に上昇するので，カットオフ値を決めるのは困難ですが，目安として5.0mg/dL以上になれば，細菌感染症の可能性が高いと考えて下さい．点滴ができる施設であれば，血液培養を採取した後にセフトリアキソン（CTRX）を50mg/Kgの静注を行います．その後，何らかの菌が検出されれば，それに応じた治療をします．点滴ができない場合には，AMPC 60mg/Kgの内服を行って数日経過観察するのが現実的な対応です．

　その後，リスクに応じて6〜48時間間隔で診察を行います．経験のある小児科医なら最終的には必ず診断がつくでしょう．それこそが小児科医のアイデンティティなのです．

B. 咳を主症状とする子ども

症例15　**1歳7ヵ月　女児　基礎疾患なし**
- 第1子．1ヵ月前に保育所に入所した．2週間前から咳嗽が続くために来院．
- 咳嗽は夜間に多く湿性で，嘔吐を伴うこともある．呼吸困難は認めない．

❌ やってはならない

咳が続くことを根拠に気管支炎と診断し，"咳を止める"ための投薬を行う．

咳は日常診療で非常に多い訴えです．すでに説明したように，"咳を止める"ことを主眼とした診療を行うことは，保護者や子どもをかえって苦しめてしまいます．また，日本では咳の原因を気管支に求めてしまうことが多く，咳が続くと，"気管支炎"と診断されがちですが，これは症状が続くことで，風邪（上気道炎）から気管支炎（下気道炎）へと進展してきているという医療者の思い込みです．鼻副鼻腔炎の鼻性喘鳴があれば，特にそう考えてしまいがちです．こういった思い込みは，保護者の"咳は早期に治療しなければならない"という意識を作り出しています．

⭕ 必要な医療

咳嗽の診療でも，最初に必要なのはリスク評価です．細菌性肺炎などの重症感染症ではないか，誤嚥など呼吸困難を起こす可能性がある疾患はないかを確認しておく必要があります．気管支喘息も考えなくてはいけませんが，症例のように咳嗽だけで喘鳴のエピソードがなければ，いきなり喘息と診断することはありません．ただし，気管支喘息の家族歴や乳児湿疹，アトピー性皮膚炎などのアレルギー素因は確認しておくべきでしょう．

多くの場合は咳嗽の原因は感染症です．特に症例の場合には，集団生活を開始してから症状が続いています．こういった背景があれば，感染を繰り返していることは間違いなく，鼻副鼻腔炎がある前提で診察を進めます．通常は鼻副鼻腔炎だけでは呼吸困難は起こしません．下気道に炎症が波及するほど呼吸困難が出現します．聴診で気管支由来の喘鳴を聴取しないか，呼吸数は正常か，呼吸困難の程度も見極める必要があります．診察所見で問題なければ，単に鼻副鼻腔炎と診断

すれば良いでしょう．風邪の延長，繰り返す風邪という表現でも良いですが，鼻副鼻腔炎と伝えた方が，保護者が病態を理解しやすいと思います．

　鼻副鼻腔炎は咳止めなどの薬剤に反応することもありません．なお，症例は細菌性鼻副鼻腔炎のクライテリアを満たしますが，抗菌薬を投与していったん鼻汁中の細菌が減少したとしても，集団生活ですぐに他の児から感染を受けてしまうことになり，あまり意味がありません．

　医療として必要なのは，なぜこのような咳嗽が続いているのかと，自宅での対処法を保護者に説明することでしょう．分泌物が多く，鼻性喘鳴がある場合には鼻腔の吸引をして，気道抵抗を取ってあげることです．その後に生理食塩水の点鼻をしておけば良いでしょう．1歳を過ぎた子どもで，痰が絡んで激しく咳き込むときには，ハチミツをなめさせてあげれば一時的に症状が緩和します[13]．保護者は子どもが苦しんでいるときには"何かをしてあげたい"と思うものですし，自ら対処することができれば，子育ての自信にもなります．ハチミツは近所のスーパーでも手に入ります．同じような症状が出た場合も，わざわざ慌てて医療機関を受診する必要もなくなるでしょう．保護者が「この程度の症状なら自分で対処できる」と思えるように誘導し，自信を付けてもらうことがプライマリ・ケア医の役割です．単に咳止めのシロップを処方することは，それに反しているわけです．

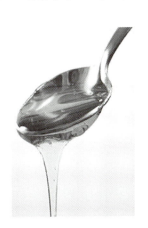

Column 4　肺炎じゃないでしょうか？

　咳が続く場合，よく「肺炎になっていないでしょうか？」ということを聞かれることがあります．保護者の心配の裏返しでしょう．肺炎かどうかを調べるために，念のための胸部 X 線検査が必要なのでしょうか？なお，胸部 X 線でもみつからない肺炎はたくさんあります．さらに胸部 CT 検査を行えば診断精度が上がるため，より多くの肺炎患者を見つけることができるでしょう．

　しかし，咳だけでそのような検査をするのは，無駄に被曝を受けるだけで，子どもの QOL は何ら上がりません．実はプライマリ・ケアの臨床において，"肺炎かそうでないか？"を問題にすることはあまり意味がありません．確かに肺炎で入院治療が必要になることはありますが，それは全身状態が悪いために胸部 X 線検査を行い，結果的に肺炎と診断されたからです．"元気な肺炎"は発見されないままに治っているのです．

　現在では，基礎疾患のない子どもが肺炎で死亡するリスクはきわめて低くなっています．元気な子どもで胸部 X 線検査を行う意義はほとんどないでしょう．唯一，マイコプラズマ肺炎を疑った場合のみ，胸部 X 線検査は診断意義があると思います．

　図 4-4 はマイコプラズマ肺炎の写真です．左の下肺野にすりガラス状の陰影を認めますが，聴診上では異常はありません．特に乳幼児において，聴診で診断できる肺炎はごく一部です．

　まれに，発熱や咳嗽が続いたとき，"肺炎のなりかけ"と保護者に伝える医師がいますが，そういった病態はありません．肺炎は画像診断ではっきり診断できたときのみ保護者に伝えれば良いでしょう．過剰な診断は保護者を不安にさせるからです．

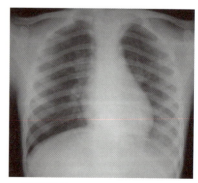

図 4-4　マイコプラズマ肺炎

C. 喘鳴を主症状とする子ども

> **症例16** **1歳3ヵ月　男児　基礎疾患なし**
> ・第2子．1週間前から鼻汁，咳嗽が続いていた．
> ・今朝から発熱と喘鳴が出現したために来院．

✗ やってはならない
喘鳴症状から喘息と診断し，抗アレルギー薬，気管支拡張薬などを処方する．

　日本では気管支喘息は大きく過剰診断される傾向にあります．これは，小児アレルギー学会が重症児のみを対象とした診断基準を一般化したために，プライマリ・ケアの診療で混乱が起きているからです．

　小児気管支喘息ガイドラインの中で提唱されている乳児喘息という概念があります[14]．そこでは，2歳までで3回以上喘鳴を繰り返した場合には，乳児喘息と診断し，気管支喘息として治療しなさいとされています．こういった指針は世界中で日本だけのものです．喘息になるかもしれない，という段階で治療すべきであるとしているために，多くの子どもたちが治療介入されることにつながっています．また，気管支喘息を早期に治療して重症化を防ぐべきだという考えは，逆に考えると見落としによって喘息予後が悪化すれば責任を問われるという解釈もできてしまうでしょう．

　日本では医療制度からどうしても"治療すること"に前のめりになりがちですし，多くの地域では乳児医療のために薬は無料ですから，さまざまな投薬を受けた方が保護者の満足感が得られるということもあります．そこで必要なのは治療制限のための指針であって，治療を勧めているガイドラインは過剰診療を後押ししていることになります．

　これまで述べたように，プライマリ・ケアでは鼻副鼻腔炎が非常に多く，空気が鼻道を通る場合に喘鳴を聴取します．低年齢になればなるほ

ど，喉頭口が高く，後鼻腔と近いので，胸部聴診で鼻道の喘鳴を拾いやすくなります．慣れた小児科医なら鑑別は容易なのですが，プライマリ・ケアではさまざまなレベルの医師がいるのが事実です．

現在の社会では，乳幼児が低年齢から集団生活をすることにより，無数の気道ウイルスが発生しています．そういったウイルスが社会中に飛び散って，多くの乳幼児で気道感染を引き起こすため，咳や喘鳴が出る子どもが多いのです．このような中で，保護者に，"喘息かもしれない"，"長く治療しないと治らない"，という意識を持たせてしまうことは非常に大きなストレスです．

喘鳴のほとんどはウイルス感染による一過性のものであり，気管支喘息の本態を捉えているわけではないことに注意が必要です．気管支喘息の本来の病態は，気管支粘膜の慢性炎症ですが，その原因の多くはアレルギーによる粘膜の炎症であったり，大気汚染やタバコなどの空気中にある粘膜障害作用のある化学物質です．このような慢性炎症そのものは，何か症状が出るというものではありません．喘鳴症状だけで，すぐに気管支喘息と診断すべきではありません．

〇 必要な医療

1歳の子どもの喘鳴ですので，呼吸困難がないかを真っ先に調べる必要があります．まずは呼吸数をみて，パルスオキシメーターで酸素飽和度を検査します．喘鳴が鼻からのものであれば，酸素飽和度は下がらず，全身状態の悪化もありません．判断しにくければ，鼻腔吸引をしてみれば，鼻性喘鳴は消失するか，大幅に軽減します．吸引で変化がなければ，下気道からの喘鳴と判断できます．

同時に原因の検索を進めます．周囲の流行状況をみながらですが，10〜12月頃のシーズンはRSウイルス，3〜5月ではヒューマンメタニューモウイルスの迅速検査を行います．

ここではRSウイルスが検出されたとして話を進めます．RSウイルス感染症は年齢，月齢が小さいほど呼吸困難のリスクが高くなりま

す．2歳未満で初感染の子どもは，原則としてハイリスクと考えて対応します．

　何度目かの感染と分かっていれば，リスクは低いと考えます．そのような子どもに関しては初診時に診断後，注意点を説明して経過観察を指示し，状態に応じて受診してもらうことにします．

　ハイリスク児（呼吸困難リスクがある）と考えた場合は，1〜2日間隔での通院を指示します．原則として投薬は必要ありません．毎回の来院時には酸素飽和度を測定し，診察でも呼吸困難の有無を確認，全身状態の評価を行います．鼻腔吸引を行い，高張食塩水＋気管支拡張薬の吸入を行っておきます[15]．

　RSウイルスの初感染では，3〜7日間発熱が続きます．病後期になるほど細菌による二次感染のリスクがあるため，高熱が続く場合は2日ごとに血液検査を行い，CRP値が上昇すれば抗菌薬の併用を考慮します．全身状態が悪化する場合，中等度以上の呼吸困難が出現し酸素飽和度が92％未満となれば入院管理とします．

　RSウイルスは症状が強いため，前医があればすでにさまざまな投薬が行われている場合があります．基本的には薬は必要なく，鎮咳薬，抗ヒスタミン薬などがあれば，呼吸困難リスクを上げる可能性があるため，服薬を中止してもらいます．

D. 気管支喘息診断の問題点

　気管支喘息は，かつてはアレルギー疾患と考えられていました．しかし，喘息発作にはウイルスの関与が大きいことが分かってきました．

　乳幼児では多くのウイルスが下気道感染を起こし，喘鳴や呼吸困難の原因になります．従来は鼻風邪の原因と考えられていたライノウイルスによって喘鳴が起これば，将来の喘息のリスクが高いことが知られています[16]．ライノウイルスは遺伝子からA群（HRV-A），B群（HRV-B）およびC群（HRV-C）に分類されますが，C群が特に喘鳴症状に関係するとされています．近年，気道粘膜細胞の蛋白をコードする遺伝子の

異常が，HRV-Cに対する脆弱性に関係することが証明されています[17]．つまり，HRV-Cに対する先天的な免疫不全が気管支喘息の大きな原因だったのです．残念ながらプライマリ・ケアでライノウイルスの検査をすることはできません．しかし，喘鳴の原因となりやすいRSウイルスやメタニューモウイルスは検査が可能ですし，ウイルスの特定はある程度可能です．喘鳴があれば，できるだけRSウイルスやメタニューモウイルスの検査を行い，陰性の場合の方が気管支喘息のリスクが高いと考えれば良いでしょう．

　ウイルスに対する免疫不全があれば，気道感染症が重症化しやすいということになります．実際に，プライマリ・ケアを受診した患者を対象にしたわたしたちの調査では，乳幼児期の気道感染症での入院が，喘鳴症状が学童期まで遷延するもっとも強いリスクであったことが示されています[18]．つまり，気道感染症が重症化する子どもこそ，気管支喘息の発症リスクを念頭にして経過観察しなければならないのです．

　アレルギーとの関連ですが，疫学的に気道粘膜のアレルギーが気管支喘息の発症と増悪に関与しているのは間違いありません．長期間多くのアレルゲンに曝露されることは，気管支喘息の発症リスクを上げることは証明されています[19]．このように考えると，先天性のウイルス感染に対する免疫不全と，アレルギーによる慢性炎症が気管支粘膜の機能障害を起こし，気管支喘息の発症の原因となっていると考えるのが妥当です．

　現状のプライマリ・ケアにおける喘息診療の問題点を指摘しておきます．以上の説明のように，喘鳴はアレルギーを示唆する症状ではなく，ウイルス感染症を示唆するものです．にも関わらず，喘鳴があれば抗アレルギー薬が処方されることが一般的な治療となっています．これは，ガイドラインの影響で，気管支喘息を見逃していたらどうしようという，医師の不安から来るものでしょう．しかし，早期介入は気管支喘息の発症に関係しないということは証明されています[20]．特にプライマリ・ケアは軽症例が多いので，診断できた時点から治療すれば十分です．

実は，プライマリ・ケアの診察でもっともアレルギーを判断できるのは鼻粘膜です．特にダニアレルギーは恒常的に粘膜での炎症を起こすために，鼻粘膜は腫脹し，見た目にも特徴的な蒼白粘膜となります．小児科医は診察で鼻粘膜をみる習慣がないのは問題です．気管支喘息の多くにアレルギー性鼻炎が合併します．理論的にも，気管支よりも鼻粘膜の方がアレルギーの影響を受けやすく，アレルギー性鼻炎は気管支喘息より先に発症します．鼻粘膜をみて気道粘膜の状態を把握することで，気管支喘息の正確な診断が可能になるでしょう．

　現状でプライマリ・ケアで気管支喘息を強く示唆し，治療介入するのは，
① 両親のどちらかに気管支喘息があること
② RS ウイルスやメタニューモウイルスなどが検出されない喘鳴
③ 気道感染症で強い呼吸困難を起こすなど，重症化しやすい児であること
④ 鼻粘膜などの所見や検査でダニなどの吸入性アレルギーが証明されること

　以上を満たす場合とするのが妥当です．プライマリ・ケアではガイドラインのように単なる喘鳴症状を気管支喘息の根拠とするのは間違っています．

Column 5　微量採血でアレルギーを調べてみよう

　鼻粘膜所見をみても，最初はよく分からないでしょう．現在，少量の血液で，ダニ，ネコ，スギの IgE 抗体を検出できるキットが販売されています．こういったアレルギー検査を併用して，アレルギーがある場合の鼻粘膜の状態を把握しておけば良いでしょう．特にダニアレルギーによるアレルギー性鼻炎は特徴的ですので，何例か検査をすることで目が慣れてくると思います．

Column 6　開業小児科医の内情公開

　筆者の診療所は，ごく平均的な小児科開業医で，地域の普通の子が来院します．

　感染症の大きな流行がない 6 月某日ですが，午前の診察で 35 名の方が受診されました．そのうち 30 名は 10 歳未満の患者でしたが，その診療内容を示します 表4-1．

表4-1

年齢	病名もしくは受診理由	処方	処置
8	ADHD	コンサータ錠 27mg　1 錠　分 1（朝食後）　28 日分	
0	足部 2 度熱傷	なし	湿潤療法
0	急性鼻炎 臍ヘルニア 結膜炎	なし	臍ヘルニア圧迫療法
2	発達遅滞疑い	なし	発達検査（簡単なもの）
2	アトピー性皮膚炎	リンデロン V 軟膏　25g　アズノール　25g　MIX（体の湿疹部に塗布，1 日 2 回）2 個 ベルツ水　グリセリン　20mL 精製水　80mL　MIX 3 本（乾燥部に塗布 1 日 2 回） アルメタ軟膏　25g　アズノール軟膏　25g　MIX（顔面の湿疹部に塗布，1 日 2 回）	
7	小児心身症 頭痛 消化不良症	カロナール S 10mL（痛みの強い時，1 日 3 回まで）5 回分 ビオフェルミン　4.0g　分 2（朝夕食後）　7 日分	
2	喘息性気管支炎	なし（前日に気管支拡張薬の投薬あり）	吸入
0	喘息性気管支炎	なし	鼻腔吸引 吸入
3	急性鼻炎	カロナール S 7mL（痛みの強い時，1 日 3 回まで）5 回分	耳垢除去
3	急性鼻炎	カロナール S 7mL（痛みの強い時，1 日 3 回まで）5 回分 ハチミツ　3g　10 回分（寝る前　咳き込み時に服用）（1 歳までの子どもには使わないこと）鼻洗水　30mL	
1	鼻副鼻腔炎	なし	鼻腔吸引 吸入
3	陰嚢水腫	なし	
3	ワクチン接種	なし	ワクチン接種
2	上気道炎	アンヒバ坐薬（100mg）1 回 1 個頓用（痛みの強い時，機嫌の悪い時　1 日 3 回まで）4 回分 ハチミツ　3g　10 回分（寝る前　咳き込み時に服用）（1 歳までの子どもには使わないこと）	耳垢除去

表 4-1 （つづき）

年齢	病名もしくは受診理由	処方	処置
2	ワクチン接種	なし	ワクチン接種
6	汗疹　湿疹	あせも水　60mL（汗で痒みがでるとき　塗布）　2本 リンデロンVローション　30mL（湿疹に塗布　1日3回）	
5	アレルギー性鼻炎 急性鼻炎	アレロック顆粒　5mg　分2（朝夕食後）　7日分　鼻洗水　30mL ハチミツ　3g　10回分（寝る前　咳き込み時）	
4	上気道炎	なし	
1	鼻副鼻腔炎	なし	鼻腔吸引　吸入
3	ワクチン接種	なし	ワクチン接種
1	異汗性湿疹	なし	
1	上気道炎	アンヒバ坐薬（100mg）1回1個頓用（痛みの強い時、機嫌の悪い時　1日3回まで）　4回分	
0	急性鼻炎	なし	鼻腔吸引　吸入
1	感染性胃腸炎	ビオフェルミン　2.0g　分2（朝夕食後）　4日分	
1	鼻副鼻腔炎　結膜炎	アンヒバ坐薬（100mg）1回1個頓用（痛みの強い時、機嫌の悪い時　1日3回まで）　4回分 ハチミツ　3g　10回分（寝る前　咳き込み時に服用）（1歳までの子どもには使わないこと） 人工涙液マイティア点眼液　5mL　眼脂の多いときに洗い流して下さい.	鼻腔吸引　吸入 耳垢除去
1	急性鼻炎	ハチミツ　3g　10回分（寝る前　咳き込み時に服用）（1歳までの子どもには使わないこと）	鼻腔吸引　吸入
6	自閉症スペクトラム	リスパダール細粒　0.15mg（力価）　分1（眠前）　28日分	
3	耳切れ	テラコートリル軟膏　10g（1日3回塗布）	デュオアクティブ貼付固定
0	臍ヘルニア	なし	臍ヘルニア圧迫療法
1	おむつ皮膚炎　消化不良症　鼻副鼻腔炎	プロペト100g（おむつを替える度に塗布） ビオフェルミン　2.0g　分2（朝夕食後）　5日分	

　小児科開業医の平均的な受診患者と思われますが，受診理由は発熱が7名，咳嗽10名，鼻汁5名，喘鳴2名，下痢や嘔吐といった胃腸症状3名，皮膚疾患4名，ワクチン接種が3名いました（ワクチン外来は別に設定してあるので，大部分はそちらで接種しています）．その他には発達障害の投薬，発達の相談，熱傷，不整脈，陰嚢水腫，臍ヘルニア，小児心身症といった症状です．プライマリ・ケアは間口が広く，多岐にわたる症状で受診されることが分かっていただけると思います．

　当院は院外処方箋を発行している医療機関です．30名の患者に対し

て15枚の処方箋を書いていました．内訳を調べてみると，抗菌薬は0枚，抗ヒスタミン薬1枚，鎮咳薬0枚，去痰薬0枚，気管支拡張薬0枚，解熱剤6枚，整腸剤3枚，ハチミツ5枚，鼻洗水2枚，点眼（生理食塩水）1枚，向精神薬2枚，軟膏4枚でした．

　一般的な小児科開業医の外来では，何日か続けて飲むようないわゆる風邪薬はほとんど必要ないと思います．なお，感染症で抗菌薬が必要な子どもは5％程度です．溶連菌感染症，細菌性中耳炎，細菌性鼻副鼻腔炎，フォーカス不明の発熱で深部感染症のリスクがあると判断した場合などがあります．

4. アレルギーは予防できるか？

　小児プライマリ・ケアでは，感染症に続いて多いのがアレルギーの相談です．ここでは小児アレルギー診療の問題点と，プライマリ・ケアでの対処法について書いてみます．

A. アトピー性皮膚炎とは何か
❶アトピー診療の迷走

　小児アレルギー診療がおかしくなったのは，もともと1980年代にアトピー性皮膚炎が大きな問題となり，その原因を探したところから始まります．アトピー性皮膚炎は皮膚の慢性炎症によって起こるものですが，アトピーの子どもは乳児期から成長と共にさまざまなアレルギー抗体を持つようになり，気管支喘息をはじめとするアレルギー疾患を発症することが多かったのです．その原因として食物が疑われたのが不幸の始まりでした．スタート地点の方向性が間違っていれば，そこから発展したさまざまな学問も間違っていますし，多くの子どもたちを不幸にしてきたことと思います．現在でもアトピーはアレルギーの代名詞のように使われることがありますが，アレルギーはアトピー性皮膚炎によって二次的に起こるもので，アトピーの直接の原因ではないということに注

意が必要です．

　ステロイドはアトピーの炎症を抑えるのに有効です．現在もそうですが，昔からステロイド軟膏を塗ることがアトピー性皮膚炎の唯一の治療でした．しかし，これは起こってしまった炎症を抑えるだけです．肝心の炎症が起きる原因が分からないのですから，単に対症療法を行っているだけで，塗らなくなると元の皮膚に戻ります．「治ってないじゃないか」という不満が，多くの患者を怒らせ，非ステロイドというカルトができてしまう結果になりました．怒りや不安などのネガティブな感情は，情報を一元化し，カルトの原因になってしまうのです．アトピーで苦しむ人を，ステロイド軟膏の副作用だ，として大々的に報道したテレビにも大きな問題がありました．

　アトピーの治療はその後も迷走を続けました．多くのアトピーの患者では，黄色ブドウ球菌という皮膚炎の原因となる細菌が検出されます[20]．そこで，この細菌がアトピーの原因だろうと疑われ，皮膚を熱心に消毒したり[21]，抗菌薬などの投与で細菌を減らすことが行われることもありました[22]．しかし，一時的には良くなるようにみえても，そのうち元の皮膚に戻ってしまいます．いずれの治療もブームのように行われましたが，そのうち廃れていくことになります．

　抗菌薬の使用はメチシリン耐性黄色ブドウ球菌（MRSA）と呼ばれる多剤耐性菌の出現につながりました．さらに抗菌薬が投与され続けることで，耐性菌への選択圧がかかります．2017年現在，当院で検出される黄色ブドウ球菌は半数以上がMRSAとなっています．市中の子どもたちが普通に耐性菌を持つ時代になっているということです．体の表面に高度耐性菌が付くことは，重症細菌感染症のリスクを上げることになってしまいます[23,24]．小児科医は大いに反省すべきでしょう．

　2000年代に入り，さまざまな病気で遺伝子の異常が特定されるようになりました．そこで，2006年に重症のアトピー性皮膚炎の患者で，皮膚の構造蛋白であるフィラグリンの遺伝子異常がみつかり，これが大きな転換点となりました．アトピー性皮膚炎の原因のひとつに先天的な

皮膚の異常があることが分かったのです．

❷黄色ブドウ球菌とアトピー性皮膚炎

しかし，ここで大きな謎があります．アトピー性皮膚炎は近年になって急激に増えた病気です．遺伝子はこのような短期間で変化することはあり得ません．アトピーが増えた原因が説明できないのです．どう考えれば良いでしょうか？

フィラグリン遺伝子異常が示すように，アトピー性皮膚炎の最大の原因は"皮膚が弱いこと"です．アトピーを発症する赤ちゃんの多くは 図4-5 のような乳児湿疹があります．こういった湿疹を持つ赤ちゃんの皮膚を培養すると，皮膚の悪玉菌である黄色ブドウ球菌が検出されます．

黄色ブドウ球菌は，たくさんあるブドウ球菌の1種で，コアグラーゼと呼ばれる酵素を作るものです．皮膚の上は，傷付いたときに素早く血を止めて体を守るために，常に凝固因子と呼ばれる蛋白質が用意されています．コアグラーゼは，この凝固因子のひとつであるプロトロンビンをトロンビンに変えることで，フィブリノーゲンをフィブリンへ変えます．フィブリンは長い線維状の蛋白質で，網の目を作って血液が出て行くのを防ぐ役割があります．

黄色ブドウ球菌に感染すると，コアグラーゼのため，菌の周りにフィブリンの塊ができます．フィブリンは体にとって異物ではないので，免疫システムが働きにくく，黄色ブドウ球菌を排除することは難しくなるのです．その他にも，黄色ブドウ球菌は抗体の攻撃を邪魔する機構や，外毒素を分泌して，皮膚を剥がす毒素を持つこともあります．そういった

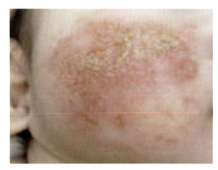

図4-5 黄色ブドウ球菌が検出された乳児湿疹

遺伝子をいつの間にか獲得したのです．

　黄色でない"ただ"のブドウ球菌（表皮ブドウ球菌）は，もともとは人の皮膚の上で静かに暮らしている菌です．いわゆる善玉菌の一種で，人の皮膚を守って他の菌を排除することで，自らの領域を守り，遺伝子のコピーを残してきました．人も菌を持つことが生存に有利になるために，ブドウ球菌を排除することなく，母から子へ，そして孫へと代々ブドウ球菌を受け継いで行ったのです．人の免疫システムとブドウ球菌の増殖力はつりあっていて，両者は共存の関係でした．

　しかし，細菌は常に遺伝子を変化させています．あるとき，一部のブドウ球菌がたまたまコアグラーゼの遺伝子を持ち，黄色ブドウ球菌となったために，共存のバランスが崩れました．ブドウ球菌が，"感染症"の原因となったのです．

　では，この菌が人間社会に広がったのはいつ頃だったのでしょうか？感染症の歴史から考察してみましょう．感染症の記録がもっとも昔から詳細に残っているのはペストの流行です．ペストはネズミからノミに感染し，それから人へうつって発症します．感染した人からノミに感染しまた他の人に感染することになります．このような，ポジティブサイクルができあがるために，一度流行が起きると，加速度的に大きくなります．ノミに噛まれて体内にペスト菌が入ると，最終的に血液の中に入って敗血症を引き起こし，死亡します．今の医学用語でDIC（播種性血管内凝固症候群）と呼ばれる病態ですが，血が止まりにくくなって，あちこち出血して死亡するので，黒死病と呼ばれていたようです．ペスト菌は，血液の中に入ることで感染サイクルを維持するために，こういった形質を持ち続ける必要があったのでしょう．有史以来，何度か流行の記録があるのですが，最大のものは14世紀の中世ヨーロッパでの流行でしょう．最初に中国で始まった流行が，モンゴル軍の遠征でヨーロッパ全土に広がり，当時のヨーロッパの人口が激減したと言われています．なお，同時期はフランスとイギリスが100年戦争を戦っていましたが，ペストの影響で休戦になったようです．ジャンヌ・ダルクの登場

はその後です．

　感染症はこのように，都市化と大規模な人の移動，菌の感染力，媒介する生物などの要因により広がっていきます．では，黄色ブドウ球菌はどうでしょうか？　いつから登場したのか，詳しい記録は残っていません．ノミのような特殊な媒介者はいないし，肌から肌へと直接触れないとつらないので，ペストのように爆発的に感染者が増えるということもありません．しかし，狩猟採集の時代から人々が広く菌を持っていたとは思えません．その時代の人間の生活を考えると，皮膚の細かい傷は日常的にあったでしょう．黄色ブドウ球菌を保菌していると，少しの怪我で致命傷になるために，その種族は速やかに死に絶えることになったはずです．恐らく黄色ブドウ球菌は，歴史の中でじわじわと人々の間で広がっていき，近代になり産業革命が起こってから，都市部に労働者が集中したこと，人々の往来が激しくなったことで世界中に広がったと考えられます．特に感染症が広がる原因となるのは幼稚園や学校です．戦後は集団教育がどんどん低年齢化していきました．戦前では6歳未満から集団で生活するのはごく一部でしたが，現在ではほとんどの子どもが保育所，幼稚園などの集団生活を経験しています．感染症の低年齢化が進んでいるのです．

　1970〜80年代までは黄色ブドウ球菌による肺炎や膿胸が大きな問題になりました．これは黄色ブドウ球菌が菌血症を起こし，体の深部へ入ることによって引き起こされます．多くの子どもが命を落としましたが，実はこれほどの毒性は細菌にとって必要なものではなく，かえって都合が悪いのです．宿主となった人が死ぬことで，そのような株は生き延びることはできません．また，死亡しなくても免疫応答が強ければ，細菌の増殖は抑えられるのです．人—人感染が主体の細菌は，感染を広げていくと，毒性を失っていくような選択圧がかかるのです．たまたま獲得した強い毒性の形質は，最初の感染宿主や，小規模の集団では遺伝子を増やすのに役立つでしょう．しかし，ずっと生き延びて遺伝子を増やすことができるのは，表皮ブドウ球菌のような，宿主と共存できる細

菌なのです．

　同じような弱毒化は，感染症の世界では多々みられます．戦後に黄色ブドウ球菌と共に猛威を奮ったＡ群溶血性レンサ球菌（溶連菌）は，現在では多くの乳幼児が保菌する常在菌となっており，咽頭炎を起こす程度です．インフルエンザも新型の流行時には死亡率が高く，その後に軽症化します．第一次大戦中の1918年に始まったスペインかぜによるインフルエンザのパンデミックは，致死率が2.5％以上もあり，4,000万人から１億人が亡くなったとされています[25]．その後にも季節性インフルエンザとして流行を繰り返しましたが，初期流行株ほどの高い毒性は失われています．

　現在まで続いている黄色ブドウ球菌は，自然淘汰を繰り返してきた株ですので，人をすぐに死に至らしめるような毒性の強いものではありません．その過程で毒性を失ってしまうのが細菌にとって最良の方法だったはずですが，皮膚に住むというブドウ球菌の特性から，他の方法でクローンを残す方法もあります．

① 皮膚の上で一時的に増殖し，免疫によって駆逐される前に他の宿主へと感染する．

② 毒性を下げて，宿主の上で強い免疫応答を避けながら，弱い感染を続ける．

　いずれも細菌の生き残り戦術ですが，もちろんこのようになろうと考えてやっているわけではありません．遺伝子の変化から自然にこのような黄色ブドウ球菌がクローンを残しやすかったということです．①の菌は分かりやすいでしょう．とびひになったり，化膿創を作ったりすることで目にみえるからです．

　問題は②の方法で毒性を下げた菌です．こちらはなかなかやっかいです．一見すると，単なる保菌で人と共存しているように思えるからです．主たる宿主である人は多様性に富んでいます．人の皮膚はさまざまな蛋白質で構成されていますが，人によって少しずつ異なったものであり，一様ではありません．というのは，そういった蛋白質の基となって

いる遺伝子も一定の割合で変異を繰り返しており，致命的な変異でなければ，代々受け継がれていくからです．

　皮膚はさまざまな異物が進入する部分でもあります．そのために，皮膚の下には免疫細胞のネットワークがあります．免疫細胞は，自己と非自己を区別して，自分でないものは追い出そうとするものです．皮膚の上には無数の細菌がいますが，この免疫とバランスが取れているので，増えすぎないし，皮膚から中には入ってこないのです．免疫の状態も各個人によってきわめて多様性に富んでいます．遺伝的に持っている皮膚の蛋白質と免疫の状態という2つの要因によって，人の皮膚は個体差が大きく，大雑把に言って強い皮膚，弱い皮膚があるということです．

　ほとんど保菌せず，黄色ブドウ球菌と無縁の人もいる一方で，黄色ブドウ球菌を常在させている人もいます．黄色ブドウ球菌は，全ての人と共存するのではなく，人の肌の多様性を利用して，肌の弱い個体の上で生きることで遺伝子のクローンを作り続けてきたわけです．

❸免疫への影響

　人間集団の中でもっとも肌の弱いのは赤ちゃんです．特に産まれてから2ヵ月くらいまでは皮脂の分泌が多く，細菌が付着しやすい状態になります．生後すぐのエネルギー確保が難しいときに，わざわざ皮脂を増やすのは，生後速やかに皮膚に必要な細菌叢を作り，皮膚を守るためでしょう．ところが，その周囲に黄色ブドウ球菌の保菌者がいるとどうでしょうか．赤ちゃんは容易に黄色ブドウ球菌に感染してしまうことになります．

　ここで問題になるのは，生直後は免疫的に非常に特殊な時期だということです．免疫の基本的な仕組みは，自分と自分じゃないもの（ウイルスとか，細菌とか，移植した他人の組織など）を区別することです．赤ちゃんはお母さんのお腹の中で大きくなります．お母さんと赤ちゃんは別個の生物ですから，お母さんの体は赤ちゃんにとって非自己です．ではお腹の中で免疫が働いて，お母さんに対する抗体を作ってしまうとどうなるか？　お母さんは病気になってしまうし，赤ちゃんも生き残れな

いでしょう．だから，産まれるまでに体に入ってくるものは，非自己のものでも自己と判断することになっています．これが免疫寛容と呼ばれる仕組みです．免疫寛容がないと赤ちゃんは産まれることができません．

　実は，免疫寛容は産まれてすぐに消えてしまうわけではありません．出生後しばらく続くことにも注意が必要です．乳児期早期は非常に多くの蛋白質を生産し，体の基礎骨格を作っていく時期です．新たに作られた蛋白質を異物と認識してしまえば，生存に不利になるからでしょう．これも進化の過程で赤ちゃんが生き延びるために獲得した機構だと思われます．

　例えば，B型肝炎というウイルスを持っている人は一定の割合でいます．母親がこのウイルスを持っている場合，赤ちゃんにうつってしまいます．出生直後にこのウイルスに感染すると，免疫寛容の仕組みが働いて，ウイルスが異物と認識されません．だから赤ちゃんはB型肝炎ウイルスをずっと持ち続けることになります．この状態をキャリアと言います．B型肝炎ウイルスはたまたま毒性が強く，長期に持ち続けると肝細胞を壊したり，癌の原因になってしまうのでキャリア化が問題になります．

　では，そのような毒性のないウイルスや細菌はどうなるか？　思いを馳せてみてください．実は，ほとんどのウイルスや細菌には病原性はありません．人と共存の関係にあるものです．つまり，人は非常に多くのウイルスや細菌に対して，免疫寛容の仕組みを働かせて，体に持ち続けているはずです．皮膚の上には常在菌が存在しますが，この仕組みをうまく利用して，長い人類の歴史で人と共存してきたものと思われます．人はこういった細菌を利用することで皮膚を守り，細菌は皮膚上に住み着くことで，遺伝子を残し続けたのです．

　前節で述べたように，近代になってあまりに人と人の接触が増えたため，感染症が発生しました．共存しなくても，宿主である人の中で無理やり増えて，免疫で駆逐される前に次々に他に感染すれば，遺伝子を残

すことができます．黄色ブドウ球菌は毒性を獲得しつつ，社会の中に広がっていきました．

　遺伝的に皮膚が弱く，黄色ブドウ球菌に対して弱い赤ちゃんが生まれたとします．両親も同じ遺伝子を持つことが多く，黄色ブドウ球菌を保菌していることが多いでしょう．元々皮膚が弱い赤ちゃんは，黄色ブドウ球菌の感染に曝されやすいということです．この菌が生直後から皮膚に付くと，免疫寛容の仕組みが働き，非自己と認識されにくくなります．結果として，排除しようとする免疫は抑制され，皮膚の上の細菌バランスが崩れてしまいます．こういった事態は人の遺伝子には想定されていなかったはずです．

　免疫寛容はその後の免疫の成立に影響し，黄色ブドウ球菌の持続感染リスクが高まります．これがアトピー性皮膚炎の原因になっていると考えられます．

　まとめると，アトピー性皮膚炎は，
　① 遺伝的に皮膚が弱いこと
　② 社会の中での黄色ブドウ球菌の広がり
　③ 乳児期早期から黄色ブドウ球菌が感染しやすい環境
　④ 持続感染が起こることによる免疫寛容
　これらによって起こってくるものと考えられるでしょう．

　黄色ブドウ球菌とアトピーの関連に関してはさまざまなデータが出ています．マウスの実験では，黄色ブドウ球菌がきっかけとなって皮膚に炎症を引き起こすこと[26]，皮膚の構造蛋白質の異常があれば，黄色ブドウ球菌が生えやすく，炎症を惹起しやすいということも証明されています[27]．さらに，乳児期早期に黄色ブドウ球菌の持続感染が起こると，その後のアトピー性皮膚炎の発症リスクが上がること[28]，皮膚上の黄色ブドウ球菌の菌数とアトピーの重症度は相関し，菌が除去できない人ほど，IgEが高く，毒素に対するリンパ球の反応も悪いこと[29]などで

す．今後も研究が進むでしょう．

　従来，アトピー性皮膚炎はアレルギーによって起こる，と考えられていました．これがアトピーの理解を妨げていたのですが，アトピー性皮膚炎は皮膚の細菌バランスが崩れることにより発症するものです．さまざまな要因により，黄色ブドウ球菌が社会に広がっていったために，遺伝的に弱い個体が環境因子と相まってアトピー性皮膚炎を発症させていたということです．アレルギーは，皮膚炎によって二次的に発症するものと理解されれば良いでしょう．

❹アトピーとアレルギーの関係

　もともと人は洞窟で産まれ，母乳で育てられ，産まれてからほとんど入浴することもなく，虫だらけの環境の中で，細菌の多い食物を食べていました．人の遺伝子はそのような環境で生き延びるように最適化されたものです．現代の赤ちゃんはクリーンルームで産まれ，母乳と加熱処理された食物を与えられ，産まれてから毎日のように入浴し，石鹸で洗われることになります．

　石鹸が初めて作られたのは紀元前3,000年ごろと言われていますが，一般に広く普及したのは産業革命後です．日本で初めての石鹸の製造は明治に入ってからですので，150年も経っていません．石鹸は界面活性剤であり，強い殺菌作用があります．現代の赤ちゃんは産まれてから皮膚をきれいにするために何度も石鹸で体を洗われます．このような状況は遺伝子の想定外であることは間違いありません．

　赤ちゃんが産まれてから母親との接触により，常在菌が移行します．赤ちゃんは，母親や周囲の人間から必要な細菌を受け取ることで，皮膚を守るのです．この時期に皮膚に入り込んだ常在菌は，持続的に肌で生きていくことになるので，免疫抑制が働くことになります．常在菌は，体の一部だと認識されていくことになって，生涯に渡り肌を守ってくれるのです．赤ちゃんは母親から遺伝子を受け継ぐだけでなく，こういったさまざまな微生物も受け継いでいくのでしょう．

　しかし，生直後から石鹸を何度も使用することで，皮膚に必要な細菌

が生着しにくくなります．現在の子どもは非常に肌が乾燥しています．石鹸の使用と無関係ではないでしょう．細菌が増えていくためには，皮膚の上での領域が必要です．従来はさまざまな常在細菌が皮膚を守っていたのに，それが減ることによって，黄色ブドウ球菌が生えやすくなる領域を増やしてしまいました．結果として黄色ブドウ球菌が社会の中に広がっていった原因になったのでしょう．

赤ちゃんは生後からしばらくはアレルギーの原因となるIgE抗体が作られやすい環境にありますが，成長に従い，IgG抗体が作られやすいように免疫が変化してきます．アレルギーを作るIgE抗体は，虫による皮膚の攻撃から体を守るためにできたと説明しました．現在の密封性の高い住居環境では，食物の蛋白質に何度も曝されることになります．これが黄色ブドウ球菌で炎症を起こした赤ちゃんの皮膚から侵入し，IgE抗体が作られていくのです．

乳児期早期の細菌やウイルス感染症に対しては，母親のお腹の中にいたときにもらったIgG抗体で体を守ります．しかし，そういった移行抗体は徐々に枯渇します．自分でIgG抗体を作っていかないといけないので，リンパ球はIgEからIgGを作る方向へ傾いていきます．IgGがもっとも作られるのは腸内細菌の刺激です．産まれてからどんどん腸の中に細菌が入ってきて，中で増殖します．その抗原を利用して，さまざまなIgG抗体が作られるのです．腸内細菌が増えることが引き金になって，産まれた直後のTh2優位な状態からTh1の方へ免疫が傾いていくわけです．

しかし，現代の赤ちゃんは出生後からずっと，完全に火の通った，無菌に近い食事が与えられます．こういった食生活は腸管でのTh1へのシフトが遅れてしまうことに繋がり，遺伝子に想定された以上にTh2優位のIgEが作られやすい状態が続いてしまいます．これもアレルギーが増えた原因です．

原始時代に作られた免疫システムが，現在の赤ちゃんの生育環境とミスマッチを起こしたことが，アレルギー疾患を増やしてきました．アレ

ルギーは典型的なミスマッチ病なのです．

Column 7　生物の領域

　全ての生物種は，自らのコピーを増やすために生存競争を行っています．特にほぼ同じ遺伝子を持つ生物ほど，生きていく環境が似ているために領域を争い，繁殖力の強い種があっという間に他の種を駆逐してしまうということが日常的に起こっています．

　細菌など微生物の世界は目に見えないので分かりにくいですが，植物を見れば一目瞭然でしょう．例えば近所の河原に下りて雑草を見てください．現在ではほとんどの雑草は近縁の外来種に置き換わっています．国内で従来からみられたはずの在来種をみつけることは少なくなりました．こういった変化は数十年間で起こったものです．

　微生物の世界では世代が変わるのがはるかに速く，あっという間に領域が占領されてしまうことがあります．代表的なのは偽膜性大腸炎でしょう．抗菌薬の投与により腸内細菌叢が変化した結果，クロストリジウム・ディフィシル菌が異常に増加して起こる腸炎です．急激な変化があり，症状が顕在化する場合は目に付きますが，ゆっくりとした変化は問題にされることは少ないのです．

　アトピー性皮膚炎は，黄色ブドウ球菌が弱い皮膚を持つ個体の上で領域を広げた結果発症し，それが他の個体にも徐々に広がっていったのです．菌が自らの遺伝子を残そうとして変化していった結果，人間社会全体に影響しています．人と微生物の共生の変化は今後もさまざまな病気を引き起こすことになりそうです．

B. 食物アレルギー予防プログラム

　近年，食物アレルギーの子どもが増えています．その最大の原因は，赤ちゃんの頃からアレルギーを意識し，さまざまな食物を制限する人が増えたことです．アレルギーにスポットが当たり，重症化することがあるとさまざまなメディアで言われるようになると，母親が不安に思うのは当然です．医師も食べさせることで"何かが起こるかもしれない"という思いから，どうしても食べさせない方向に指導をしてしまいます．アレルギーの専門医ほど，リスクを実際よりも大きくとらえてしまうという構造的な問題もあります．

　例えば，専門医の中には，乳児湿疹などでリスクの高い赤ちゃんは定期的に血液検査を行い，アレルギーがはっきりしてから食べさせるべきだと考える医師がいます．アレルギーは持って生まれたもので，成長と共に徐々に顕在化するものであるという思い込みがあるからかもしれません．しかし，前章で説明したように，アレルギーは生まれてから後天的に獲得するものです．食べさせるのが遅れるほどそのリスクは高くなってしまうことに注意が必要です．食べさせることに慎重な姿勢が，食物アレルギーを増やしてきたのです．例えば，アレルギーリスクが高い赤ちゃんで，生後6カ月までに卵を食べた群と1歳まで食べさせなかった群を比較すると，後者の方が卵アレルギーの発症は有意に高まります[30]．逆に考えると，こういったデータは，適切な対応を行っていれば食物アレルギーは防ぐことができることを示しています．

　そこで，ここではプライマリ・ケアや一般家庭でも可能なアレルギー予防プログラムを提案してみます．対象は乳児湿疹が強かったり，家族歴にアトピー性皮膚炎や食物アレルギーがあるなど，食物アレルギーのリスクの高い赤ちゃんです．なお，全てが科学的に証明されているわけではありませんので，私案と考えて下さい．

　まず，生後3ヵ月までで一定以上の乳児湿疹がある場合には血液検査でTARC値を測定します．TARCは体の中でリンパ球がTH2刺激を受けている証拠ですので，1,500pg/mL以上であれば，体内のリンパ球

がIgEを作る方向へ過剰なクラススイッチが起こっていることを示しています．RASTも同時に測定し，卵白や牛乳，小麦は調べておいてもよいかもしれません．低月齢からRASTが上がっていれば，皮膚感作から食物アレルゲンが入ってきていることの証拠になります．TARCが高かったり，RASTがクラス2以上まで上がっていれば，将来のアレルギーを発症するリスクが高いと判断します．

こういったリスクの高い子どもに対し，当院では以下のように指導しています．

❶スキンケア

がさがさした皮膚，湿疹の多い皮膚は，バリア機能が弱いため，さまざまな異物が侵入しやすく，アレルギーの原因となります．原則として1日3回，軟膏を塗布します．湿疹がひどいときには，リンデロン®などのストロングクラスのステロイド軟膏を5日間塗布し，その後，週に3回⇒2回と徐々に減らしていきます．ステロイドを塗らない日は，ワセリンを塗布します．ステロイド軟膏を塗るのは，湿疹を改善し皮膚をきれいにするためではなく，TARC値を下げるためです．体内でのTH2刺激を減らして免疫を正常化させることにつながります．

こういったスキンケアは生後10ヵ月から1歳まで続ける必要があります．ステロイドを使いたくないという保護者に対しては，アレルギー予後が悪化する可能性を説明した上で，ワセリンだけを塗布します．

❷食物アレルゲン少量負荷

食物アレルギーを防ぐためには，"食べさせること"がもっとも有効です[31,32]．そこで，メレンゲ（乾燥卵白），小麦粉，粉ミルク，そば粉，きな粉（大豆），ピーナッツ粉を用意します．小麦粉，そば粉，ピーナッツ粉は加熱して殺菌しておきます．メレンゲは加熱すると抗原性が変わるためにそのままです．投与量がきわめて少ないために，感染リスクはほぼありませんが，水に溶かした後は保存しないで速やかに服用します．

乳児でも飲みやすいように，下記のレシピで分包しておきます 図4-6, 7．

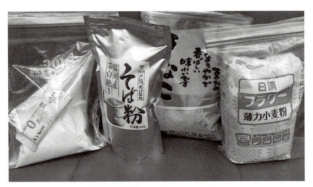

図4-6　用意する食物

- **2.5mg ミックスパウダー**
    - 卵　0.5g
    - 小麦　0.5g
    - 粉ミルク　1.5g
    - そば粉　0.5g
    - きな粉　0.5g
    - ピーナッツ粉　0.5g
    - ラックビー　5.0g
    - ミヤBM　5.0g
    - ビオフェルミン　6.0g
        0.1gずつ分包（各2.5mg　ミルクのみ7.5mg）
- **7.5mg ミックスパウダー**
    - 卵　1.0g
    - 小麦　1.0g
    - 粉ミルク　3.0g
    - そば粉　1.0g

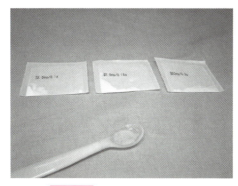

図 4-7　ミックスパウダー

- きな粉　1.0g
- ピーナッツ粉　1.0g
- ラックビー　4.0g
- ミヤBM　4.0g
- ビオフェルミン　4.0g

　　　0.15g ずつ分包（各 7.5mg　ミルクのみ 22.5mg）

■ 20mg ミックスパウダー

- 卵　2.0g
- 小麦　2.0g
- 粉ミルク　5.0g
- そば粉　2.0g
- きな粉　2.0g
- ピーナッツ粉　2.0g
- ラックビー　1.5g
- ミヤBM　1.5g
- ビオフェルミン　2.0g

　　　0.2g ずつ分包（各 20mg　ミルクのみ 50mg）

※粉ミルクのみ量が多いのは，もっとも耐性がつきにくいからです．
　アレルギーリスクの高い赤ちゃんは，生後 3 ヵ月から開始します．

初回は2.5mgのミックスパウダーを院内で投与します．口の周りが赤くなることが多いのですが，ほとんどは30分以内に消失します．その後は自宅で毎日同量を食べさせてもらいます．2週間ごとに来院してもらい，ミックスパウダーの負荷量を2.5mg ⇒ 7.5mg ⇒ 20mgへと増やしていきます．

なお，ビオフェルミンなどの腸内細菌製薬を混ぜてあるのは，投与量を調節して飲みやすくするためと，乳児期からのプロバイオティックスの投与がアトピー性皮膚炎の発症に抑制的に働くからです[33, 34]．また腸内細菌叢の多様性が失われることがアレルギーの発症と関係しています[35]．乳児期から多種類の腸内細菌製薬を飲んでもらうことで，免疫寛容から腸内に定着しやすくなると考えているからです．現在は過度の清潔志向で体内の細菌が減っていると考えられますので，人工的に補ってあげるわけです．

20mgの負荷を2〜4週間以上続けた後，生後5ヵ月以降で加熱した卵白やパン，牛乳などを院内で食べさせてみます．何も症状が出なければ終了とし，その後はできるだけ離乳食に入れて自宅で食べさせるように指導します．なお，ピーナッツはそのまま食べさせると誤嚥の危険があるので，パンにピーナッツバターを塗って食べさせれば良いでしょう．いったん耐性ができても，その後に制限するとアレルギーを発症することがあります[36]．継続的に食べさせるように指導することが大切です．

一見手間がかかるように思えますが，この時期は約4週間ごとにワクチンを接種するために来院するので，その際に湿疹の経過をみて，同時にパウダーを飲ませてみれば良いと思います．保護者が余計に来院することもほとんど必要ありません．

ここではアレルギーの予防としての使用方法を書きましたが，既に食物アレルギーとして食物除去を行っている子どもでも，ミックスパウダーで継続的な食物負荷を行い，徐々に量を増やしていくことで耐性を

誘導させることができます．

食物負荷として通常の離乳食ではなく，ミックスパウダーを使用するメリットですが，
① 感作が進まない早期から食べさせることが可能なこと
② 確実に一定量を食べさせることができるため安全であること
③ 多種類の食物アレルゲンに対して耐性獲得が期待できること
④ 保護者が食材を用意する手間がかからず，負担が少ないこと
⑤ 少量から開始できるので，すでに感作が進んだ例，症状が出た例にも，食べさせやすいこと

などがあげられます．

Column 8　食物少量投与の効果

2016年4月に，乳児期に食物少量投与を開始し，1年以上経過をみることができた子どもの食物制限の状況とアレルギー予後の調査を行いました．不安感からか，特定の食物（ソバ）を食べさせていないという人がいましたが，卵や小麦，牛乳は全てのお子さんが食べることができていました．

海外のデータでは早期投与でももっとアレルギーが残るのですが，日本のプライマリ・ケアでは予防接種や健診で定期的に子どもが受診します．受診ごとに食事指導をして，継続的に食べさせることで，アレルギー予防に関して海外のデータを上回る結果が出ると思います．食べさせることで必要な免疫が誘導されるのは間違いありません[37]．適切に食べさせることは予防接種で抗体を作るのと同じことです．

❸腸内細菌叢の確立

免疫の正常化のためには，できるだけ早期から赤ちゃんの腸内にさまざまな細菌を入れておいた方が良いでしょう．早期に腸内で増殖することで，免疫寛容からその細菌が定着しやすくなると思われます．手っ取り早い方法は，お母さんがなめた乳首を赤ちゃんに吸わせることで

す[38]．また，赤ちゃんの食器は食器洗い機を使わないように指導します．手洗いの方が雑菌が残りますので，腸内細菌が増えます．実際に食器洗い機を使う家庭の方がアレルギーのある子どもが多いということが証明されています[39]．現在の一般的な生活は，清潔過ぎるために，赤ちゃんの成育環境に合わないので，意識的に"清潔さ"を抑えるように指導します．

　※風邪を引いているときや，肝炎などの感染があれば唾液の接触は避けて下さい．虫歯の多い人も口腔内細菌が問題になるので避けましょう．

❹石鹸の使用制限

赤ちゃんからの界面活性剤（石鹸）の使用が非生理的であることは間違いありません．アトピー性皮膚炎では皮膚上の細菌の多様性が失われてしまっています[40]．乳児期からさまざまな常在菌があった方が，免疫寛容からその後の皮膚上でも生存しやすいはずです．

石鹸は皮膚の消毒と同義です．熱心に洗うことで，せっかく皮膚についた細菌が一気に死んでしまい，多様性を失わせることになってしまいます．乳児期にはできるだけ石鹸を使わないように指導します．

❺抗菌薬の使用制限

風邪，中耳炎，鼻副鼻腔炎などでは基本的に抗菌薬は不要です．抗菌薬の投与は将来のアレルギー発症のリスクとなります[41]．大切な正常細菌層を壊してしまうからです．2歳を過ぎるまで，どうしても必要な場合以外は，抗菌薬を飲ませないようにします．抗菌薬が必要になる病原性細菌の感染を防ぐためにも，とにかく早くワクチンの接種を進めます．

Column 9　慎重さが作るアレルギー

　これまで述べたように，子どもに対して慎重になりすぎることは，さまざまなアレルギーの原因になってきました．実際にアレルギーに対して過敏な保護者は，不安感が強くさまざまなリスクを感じやすい人が多

いようです．赤ちゃんの頃から熱心に体を洗い，感染を防ぐために無菌食を食べさせて，アレルギーを防ぐために熱心に食物制限を行う．その上，風邪を引くたびに抗菌薬を服用させているという保護者がいないでしょうか？こういった育児はかえってアレルギーを作っており，子どもの成長・発育のためにはマイナスなのです．

　そういった保護者の心理を作っているのは，医師が過剰にリスクを強調するためでもあります．"何かあったら困る"と，過剰診療から保護者の不安感を煽っていないでしょうか？　小児科のプライマリ・ケアでもっとも必要なのは，母親の不安感を取ってあげることです．筆者は小児科医が適切なリスク評価を行うことで，子ども達のアレルギー疾患を減らすことができると信じています．

❻両親とのスキンシップ

　健康な成人の皮膚は，多くの常在細菌に守られています．スキンシップを行うことで，そういった細菌を早期から赤ちゃんに移行するようにします．両親に皮膚炎があるなら治療を勧めます．

❼食事をする部屋と赤ちゃんの寝室を分ける

　赤ちゃんのいるところに卵や小麦などの食物があると，目にみえないくらいの分子が肌から入って来ます．食事を作ったり食べたりする場所と，赤ちゃんの寝室は分けるように指導します．

❽病原性細菌が体に付くことを防ぐ

　乳児期から病原性細菌の感染が続くと免疫寛容が働いて，そういった菌を排除する抗体が作られにくくなります．代表的な病原性細菌は黄色ブドウ球菌です．感染を防ぐためには，皮膚炎をできるだけ抑えて皮膚を健康に保つことが重要です．

❾できるだけ外で遊ばせる

　多くの細菌と接することで喘息を発症しにくくなります[37]．4種混合ワクチンを接種して破傷風を防いでから，できるだけ外で遊ばせるようにすることです．

Column 10 公衆衛生の発達と細菌

　上下水道を整備することが，人々の病気を減らすということは昔から知られていたようです．世界で最も古い下水道は，約 4,000 年前の古代インド文明で作られたものだとされています．上水道はローマで作られた大規模な施設が有名でしょう．ただし，本格的に整備されたのは近代に入って工業が発展してからです．それまでは，病原性細菌が人々の口から入り，体内で爆発的に増えて糞便から流れ出し，再び多くの人々に感染するという，感染症の拡大サイクルができてしまうため，大規模な流行が繰り返されました．

　日本では河川が多いこともあって上下水道の発達は遅れたようですが，江戸の末期から海外との接触が増えるにつれてさまざまな感染症が輸入され，特にコレラの大規模な流行がみられました．明治中期以降には感染症対策として都市部で徐々に上下水道が普及することになりますが，戦争や戦地からの引揚者による人の移動で，流行が散発することが続きました．1959 年には下水道法が施行され，都市部での上下水道の整備が進みます．1960 年代には腸管感染症はまだ乳幼児の主要な死因のひとつでしたが，1970 年代以降にはほぼなくなり，現在では死亡原因になることはきわめてまれになっています．

　このように，上下水道をはじめ，公衆衛生が発達してきたのは近代に入ってからです．現在の先進国では，糞便は完全に消毒され，菌が環境中に入ることはほぼなくなっています．その結果，感染症が激減したのはもちろん良いことですが，同時に必要な細菌が口から入る機会も減少しているのです．つい最近まで人の糞便は環境中に排出され，中にいる種々の細菌は周り回って体内に再び入っていたはずなのです．われわれは現在のような清潔な生活を当然のものと思っていますが，実はこの数世代だけのもので，人類の歴史の中ではきわめて特別な環境で生きているということに目を向ける必要があります．

　人類が発生して以来，両親からその子どもへと，必要な多くの細菌の遺伝子が受け継がれてきました．遺伝子のリレーは染色体だけでなく，さまざまな細菌を渡すことでも行われてきたのです．現代は世代間の接

触もどんどん希薄になっています．ウイルスや細菌は汚いもの，子どもに付けたくないものという，極端な清潔志向の人も珍しくないでしょう．誤った抗菌薬の使い方がそれに拍車をかけています．

　近年，集団生活の普及により同世代の接触が増えています．細菌は世代間の縦方向に広がることは少なくなり，同世代間の横方向に広がりやすくなったと言えます．こういった環境の変化が，子ども達の成長にどのように影響するのかは良く分かっていません．遺伝子が想定している成育環境ではないことは間違いありません．新たなミスマッチ病が生まれる可能性もあるでしょう．

　われわれ，小児科医にできることは何でしょうか？　よく考えないといけません．

文献

1) NPO 法人 VPD を知って，子どもを守ろうの会ホームページ．http://www.know-vpd.jp/
2) Rodenburg GD, van Gils EJ, Veenhoven RH, et al. Lower immuno-globulin G antibody responses to pneumococcal conjugate vaccination at the age of 2 years after previous nasopharyngeal carriage of *Streptococcus pneumoniae*. J Pediatr. 2011; 159: 965-70. e1.
3) Dagan R, Giveon-Lavi N, Greenberg D, et al. Nasopharyngeal carriage of *Streptococcus pneumoniae* shortly before vaccination with a pneumococcal conjugate vaccine causes serotype-specific hyporesponsiveness in early infancy. J Infect Dis. 2010; 201: 1570-9.
4) Bohlke K, Davis RL, Marcy SM, et al. Risk of anaphylaxis after vaccination of children and adolescents. Pediatrics. 2003; 112: 815-20.
5) Cheng DR, Perrett KP, Choo S, et al. Pediatric anaphylactic adverse events following immunization in Victoria, Australia from 2007 to 2013. Vaccine. 2015; 33: 1602-7.
6) 国立感染症研究所感染症情報センター．麻疹の現状と今後の麻疹対策について．http://idsc.nih.go.jp/disease/measles/report2002/measles_top.html#mashin01
7) Vesikari T, Itzler R, Karvonen A, et al. RotaTeq, a pentavalent rotavirus vaccine: efficacy and safety among infants in Europe. Vaccine. 2009; 28: 345-51.

8) Wang FT, Mast TC, Glass RJ, et al. Effectiveness of an incomplete RotaTeq (RV5) vaccination regimen in preventing rotavirus gastro-enteritis in the United States. Pediatr Infect Dis J. 2013; 32: 278-83.
9) 西村龍夫, 田辺卓也, 黒瀬裕史, 他. 小児科外来を受診した軽症気道感染症の経過に影響する因子について. 外来小児科. 2014; 17: 137-44.
10) 日本小児神経学会 熱性けいれん診療ガイドライン策定委員会. 熱性けいれん診療ガイドライン 2015. 東京: 診断と治療社; 2015.
11) 水口 雅, 市橋 光, 崎山 弘. 突発性発疹症. In: 今日の小児治療指針 第16版. 東京: 医学書院; 2015.
12) 細菌性髄膜炎診療ガイドライン作成委員会. 細菌性髄膜炎診療ガイドライン 2014. 東京: 南江堂; 2014.
13) Paul IM, Yoder KE, Crowell KR, et al. Effect of dextromethorphan, diphenhydramine, and placebo on nocturnal cough and sleep quality for coughing children and their parents. Pediatrics. 2004; 114: e85-90.
14) 日本アレルギー学会. 小児気管支喘息治療・管理ガイドライン 2012. 東京: 協和企画; 2011.
15) Zhang L, Mendoza-Sassi RA, Klassen TP, et al. Nebulized hypertonic saline for acute bronchiolitis: A systematic review. Pediatrics. 2015; 136: 687-701.
16) Jackson DJ, Ganghon RE, Evans MD, et al. Wheezing rhinovirus illnesses in early life predict asthma development in high-risk children. AM J Respir Crit Care Med. 2008; 178: 667-72.
17) Bochkov YA, Watters K, Ashraf S, et al. Cadherin-related family member 3, a childhood asthma susceptibility gene product, mediates rhinovirus C binding and replication. Proc Natl Acad Sci USA. 2015; 112: 5485-90.
18) 西村龍夫, 橋本裕美, 絹巻 宏. 就学前の小児を対象にした喘鳴の疫学的調査. 外来小児科. 2014; 17: 2.
19) Illi S, von Mutius E, Lav S, et al. Perennial allergen sensitisation early in life and chronic asthma in children: a birth cohort study. Lancet. 2006; 368: 763-70.
20) Abeck D, Mempel M. *Staphylococcus aureus* colonization in atopic dermatitis and its therapeutic implications. Br J Dermatol. 1998; 139 Suppl 53: 13-6.
21) 檜澤孝之, 佐野ほずみ, 遠藤 薫, 他. アトピー性皮膚炎と黄色ブドウ球菌 アトピー性皮膚炎皮疹部の黄色ブドウ球菌に対するイソジンの消毒効果—スタンプ法による検討—. 皮膚. 1998; 40: Suppl 20: 130-3.
22) 秋山尚範, 戸井洋一郎, 神崎寛子, 他. アトピー性皮膚炎と抗菌剤. 臨床皮膚科. 1996; 50: 133-7.

23) 差波　新，鍋島泰典，三宅　啓，他．基礎心疾患のないアトピー性皮膚炎患者に生じた MRSA による感染性心内膜炎の一例．日本小児循環器学会雑誌．2014; 30: Suppl 318.
24) 間宮範人，伊藤美津江，東川正宗．当院で経験した化膿性関節炎 5 例の検討．小児科臨床．2012; 65: 2217-21.
25) 国立感染症研究所　感染症情報センター HP．http://idsc.nih.go.jp/disease/influenza/pandemic/QA02.html
26) Kobayashi T, Glatz M, Horiuchi K, et al. Dysbiosis and *Staphylococcus aureus* Colonization drives inflammation in atopic dermatitis. Immunity. 2015; 42: 756-66.
27) van Drongelen V, Haisma EM, Out-Luiting JJ, et al. Reduced filaggrin expression is accompanied by increased *Staphylococcus aureus* colonization of epidermal skin models. Clin Exp Allergy. 2014; 44: 1515-24.
28) Lebon A, Labout JA, Verbrugh HA, et al. Role of *Staphylococcus aureus* nasal colonization in atopic dermatitis in infants: the Generation R Study. Arch Pediatr Adolesc Med. 2009; 163: 745-9.
29) Guzik TJ, Bzowska M, Kasprowicz A, et al. Persistent skin colonization with *Staphylococcus aureus* in atopic dermatitis: relationship to clinical and immunological parameters. Clin Exp Allergy. 2005; 35: 448-55.
30) Koplin JJ, Osborne NJ, Wake M, et al. Can early introduction of egg prevent egg allergy in infants? A population-based study. J Allergy Clin Immunol. 2010; 126: 807-13.
31) Palmer DJ, Metcalfe J, Makrides M, et al. Early regular egg exposure in infants with eczema: A randomized controlled trial. J Allergy Clin Immunol. 2013; 132: 387-92. e1.
32) Du Toit G, Katz Y, Sasieni P, et al. Early consumption of peanuts in infancy is associated with a low prevalence of peanut allergy. J Allergy Clin Immunol. 2008; 122: 984-91.
33) Betsi GI, Papadavid E, Falagas ME. Probiotics for the treatment or prevention of atopic dermatitis: a review of the evidence from randomized controlled trials. Am J Clin Deatal. 2008; 9: 93-103.
34) Panduru M, Panduru NM, Sălăvăstru CM, et al. Probiotics and primary prevention of atopic dermatitis: a meta-analysis of randomized controlled studies. J Eur Acad Dermatol Venereol. 2015; 29: 232-42.
35) Bisgaard H, Li N, Bonnelykke K, et al. Reduced diversity of the intestinal microbiota during infancy is associated with increased risk of allergic disease at school age. J Allergy Clin Immunol. 2011; 128: 646-52.
36) Caminiti L, Pajno GB, Crisafulli G, et al. Oral immunotherapy for egg

allergy: A double-blind placebo-controlled study, with postdesensitization follow-up. J Allergy Clin Immunol Pract. 2015; 3: 532-9.
37) Ege MJ, Mayer M, Normand AC, et al. Exposure to environmental microorganisms and childhood asthma. N Engl J Med. 2011; 364: 701-9.
38) Thompson JC, Dolen WK. Pacifier cleaning practices and risk of allergy development. Pediatrics. 2014; 134 Suppl 3: S136-7.
39) Hesselmar B, Hicke-Robert A, Wennergren G. Allergy in children in hand versus machine dishwashing. Pediatrics. 2015; 135: 590-7.
40) Kong HH, Oh J, Deming C, et al. Temporal shifts in the skin microbiome associated with disease flares and treatment in children with atopic dermatitis. Genome Res. 2012; 22: 850-9.
41) Metsälä J, Lundgvist A, Virta LJ, et al. Prenatal and post-natal exposure to antibiotics and risk of asthma in childhood. Clin Exp Allergy. 2015; 45: 137-45.

索 引

あ行

悪玉菌	142
アデノウイルス	128
アトピー咳嗽	52
アトピー性皮膚炎	65, 140
アドレナリン	87
アナフィラキシー	81, 118
アナフィラキシーショック	87
αレセプター	2
アレルギー性喉頭炎	58
アレルギー性鼻炎	58
アレルギー予防プログラム	152
アレルゲン	64
暗示	8
アンピシリン	58
医原病	75
意識レベル	106
胃食道逆流現象	58
遺伝子	29
異物誤飲	57
医療制度	124
因果関係の錯誤	66
咽頭	42
咽頭交叉	43
インフルエンザ	36, 38, 54, 70, 128
インフルエンザ菌	20
ウイルス感染症	8
笑顔	105
エコー	112
エピペン	87
嚥下	46
嚥下回数	54
黄色ブドウ球菌	141
おたふく	117
オプソニン化	38
オボムコイド	84

か行

化学レセプター	49
下気道	42
下気道感染	59
確証バイアス	67
過剰診療	4, 27, 103, 134
過剰な食物除去	63
風邪	9
仮性クループ	56
活気	105
カルト	77
感作	68
乾性咳	55
感染症診断	107
乾燥耳垢	115
間氷期	31
気管	42
気管支	42
気管支炎	54
気管支拡張薬	1, 62
気管支喘息	50, 58
気管支平滑筋	48
寄生虫	70
喫煙	58
気道異物	58
気道内圧	48
気道の慢性炎症	59
偽膜性大腸炎	151
急性腎炎	37
急性中耳炎	102
胸部X線	112
莢膜	38
菌血症	38
クラミジア	58

165

経過観察	106
経済合理性	124
啓発活動	120
血圧計	109
健康被害	4
現生人類	35
検尿	126
犬吠様咳嗽	55
抗菌薬	1
好中球	38
高張食塩水	135
喉頭	42, 45
喉頭炎	56
喉頭口	45, 60
抗ヒスタミン薬	1
後鼻漏	54
誤嚥	46, 48, 130
呼気 NO	113
呼吸困難のリスク	57
呼吸数	106, 134
黒死病	143
誤食	88
呼息筋	48
子育て環境	11
鼓膜	114
鼓膜所見	115
コミュニケーション	4
コレラ	70

さ行

サーベイランスデータ	118
細気管支炎	59
細菌性髄膜炎	38, 106
細菌性中耳炎	38
細菌性肺炎	130
細菌性鼻副鼻腔炎	38, 58
細菌叢	146
産業革命	32
酸素飽和度	57, 134
耳垢	115
耳垢鉗子	110

耳垢鑷子	110
自然免疫	40
湿性耳垢	115
湿性咳	55
自由開業性	97
13価	126
重症感	105
集団生活	16, 50
就労率	19
受診タイミング	22
出生数	11
狩猟採集	35
上気道	42
常在菌	21, 147
小児医療	7
小児科医のアイデンティティ	98
小児気管支喘息ガイドライン	133
除去指導	81
除去食	81
食物アレルギー	63, 76
食物アレルゲン少量負荷	153
食物除去	65
心因性咳嗽	59
進化医学	29
人工的	40
迅速検査	113
心電図	113
心拍数	106
深部感染	38, 39
深部細菌感染症	125
心理エラー	101
診療支援システム	108
診療支援ツール	107
水痘	117
髄膜炎菌	126
スギ花粉	64
スキンケア	79, 153
スパイロメーター	113
スペインかぜ	145
生育環境	7, 34
生活ストレス	103

成長・発達	100
生物進化	29
声門	48
生理作用	69
生理食塩水	63
咳	41
閾値	49
鑑別	55
咳感染症	50
咳喘息	52, 113
脊椎動物	43
咳反射	48
咳レセプター	48, 55
石鹸	158
ゼロリスク	87
遷延性咳嗽	56, 57
染色体異常	14
全身状態	103, 104
喘息	54
善玉菌	143
先天奇形	14
喘鳴	40
専門医	27, 95
総合医	95
即時型反応	71

た行

ダイアップ®坐薬	123
大学病院	24
大腸菌	125
ダウンレギュレーション	2
多剤耐性菌	141
多細胞生物	43
ダニ	64
胆道閉鎖症	112
遅延型反応	70
チック	59
窒息	46
中咽頭	44
腸管感染症	15
腸重積	106
腸内細菌	1, 150
腸内細菌製薬	156
腸内細菌叢	157
治療制限	133
治療的診断	59
鎮咳薬	1
定期接種	119
ティンパノメトリー	111
寺子屋	16
デング熱	71
電子カルテ	107
伝染性軟属腫ウイルス	52
天然痘	36, 69
都市化	36
突然変異	36
突発性発疹症	124
共働き世帯	19

な行

ナイーブリンパ球	72
二次感染	135
二足歩行	29
日本脳炎	71, 117, 119
乳児医療	69
乳児死亡率	11
乳児喘息	133
乳児ボツリヌス症	57
尿路感染症	126
認知エラー	63, 66
熱性けいれん	123
ネラトンカテーテル	63
粘膜感染	38
脳炎	106
膿胸	144
農耕	35
膿性鼻汁	54
のどが赤い	127

は行

肺炎	132, 144
肺炎球菌	20, 38, 117

肺炎球菌ワクチン	39
バイタルサイン	106
培養	126
蜂アレルギー	87
ハチミツ	57, 131
白血球数	40, 126
発達障害	26
パルスオキシメーター	109, 134
判断	127
鼻腔	42
鼻腔粘膜	58, 114
鼻性喘鳴	60, 114, 134
ヒブ	117
鼻副鼻腔炎	3, 54
鼻副鼻腔	52
皮膚血流	104
ヒブワクチン	39
百日咳	36
百日咳菌	51, 58
百日咳毒素	51
ヒューマンメタニューモウイルス	128
氷河期	31
氷期	31
微量採血	115, 126
不安感	8
フィブリン	142
フィラグリン	142
腹膜炎	106
不自然	40
物理レセプター	48
プラセボ	100
フリーアクセス	77
不慮の事故	13, 14
プロバイオティクス	156
βレセプター	2
ペスト	33, 70, 143, 144
保育所	16
保菌率	21
ホクナリンテープ	1, 62
ポジティブサイクル	143
ホモ・サピエンス	30, 35

ま行

マイコプラズマ	58
マクロビュー	111
マクロライド系	58
麻疹	36, 70, 118
麻疹風疹	117
麻疹風疹ワクチン	119
末梢血球数	115
マラリア	71
慢性炎症	136
慢性咳嗽	56, 58
慢性呼吸器疾患	50
慢性湿疹	68
ミスマッチ病	35, 54, 151
ミックスパウダー	154
無髄神経	49
メチシリン耐性黄色ブドウ球菌	141
免疫寛容	117, 147
免疫の穴	117
盲嚢	43

や行

有髄神経	49
養育者	7
幼児死亡率	13
幼稚園	16
溶連菌感染症	37
予防接種歴	107
4種混合	117

ら行

ライノウイルス	52, 59
卵巣腫瘍	112
卵白	84
リウマチ熱	37
利益相反	120
リスク管理	118
リスクの強調	77
リスクの増大	21
リスク判定	126

リスク評価	40, 130
リスクマネジメント	22
リステリア菌	126
流行ウイルス	107
領域	151
ルミビュー	111
連続性ラ音	60
ロタウイルス	117

わ行

ワクチン	40, 117
ワクチンデビュー	118

A〜V

A群溶血性レンサ球菌	145
BCG	117
B型肝炎	117
CRP値	41, 115, 126
GBS	125
IgE	64, 69
IgEの起源	70
IgG	64
IgG4	79
IgG抗体	59
IgM	64
RAST検査	64, 67
RSウイルス	39, 98, 128, 134
RSウイルス感染症	54, 59
TARC	72
TARC値	152
Th1刺激	72
Th2刺激	72
VPD	117

著者略歴

西村龍夫（にしむら　たつお）

昭和 40 年 8 月 14 日生
平成 3 年　奈良県立医科大学卒業
奈良県立医科大学小児科学教室で臨床研修
榛原（はいばら）町立榛原総合病院　小児科
奈良県立奈良病院　小児科　を経て
平成 10 年より　にしむら小児科で開業

開業以来，小児科外来の診療に必要な研究を進めています．発熱の中に存在する深部重症細菌感染症，(occult bacteremia や細菌性髄膜炎) のリスクマネジメントや抗菌薬の適正使用，乳児の RS ウイルス感染症，咳嗽の原因としての副鼻腔炎の調査，風邪薬の効果，外来小児科学会員を対象にした診察や投薬の調査，乳幼児喘鳴の実態調査，食物アレルギーでの制限食の実態調査，等を行っています．

平成 16 年 10 月より病児保育室"げんきっ子"
平成 21 年 4 月より発達支援ルーム"みらい"
平成 27 年 4 月より小規模認可保育所"つくし"を開設．

新しい小児外来疾患のみかた，考えかた　ⓒ

発　行	2017年3月10日　1版1刷
著　者	西　村　龍　夫
発行者	株式会社　中外医学社
	代表取締役　青　木　　滋
	〒162-0805　東京都新宿区矢来町62
	電　話　　（03）3268-2701（代）
	振替口座　　00190-1-98814番

印刷・製本/横山印刷㈱　　　　　〈HI・MU〉
ISBN978-4-498-14544-3　　Printed in Japan

JCOPY　＜(社)出版者著作権管理機構　委託出版物＞

本書の無断複写は著作権法上での例外を除き禁じられています．複写される場合は，そのつど事前に，(社)出版者著作権管理機構（電話 03-3513-6969, FAX 03-3513-6979, e-mail: info@jcopy.or.jp）の許諾を得てください．